mir nicht,
wünsche,
ich brauche«

Antoine de Saint-Exupéry
(französischer Schriftsteller, 1900–1944)

Jedes Kind kann Krisen meistern

Annette Kast-Zahn

Jedes Kind kann Krisen meistern

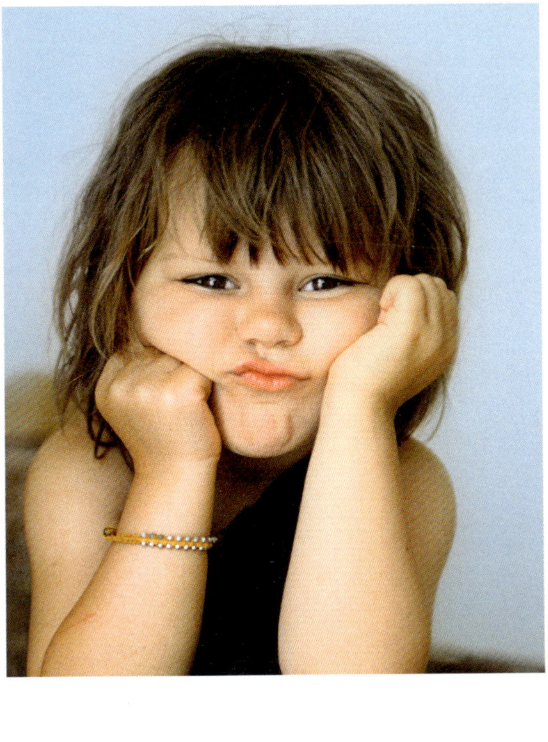

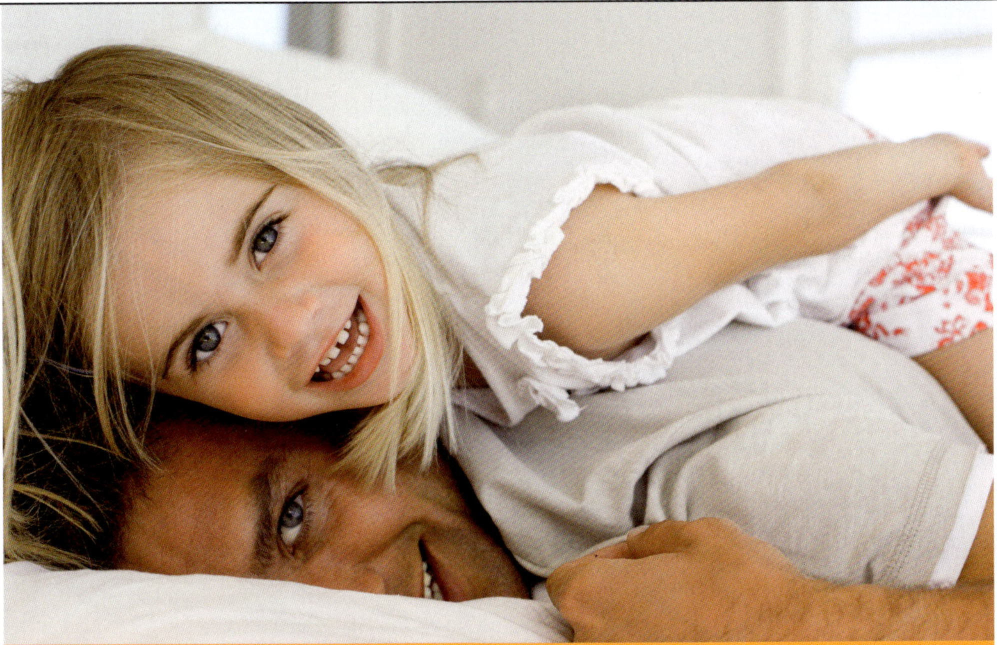

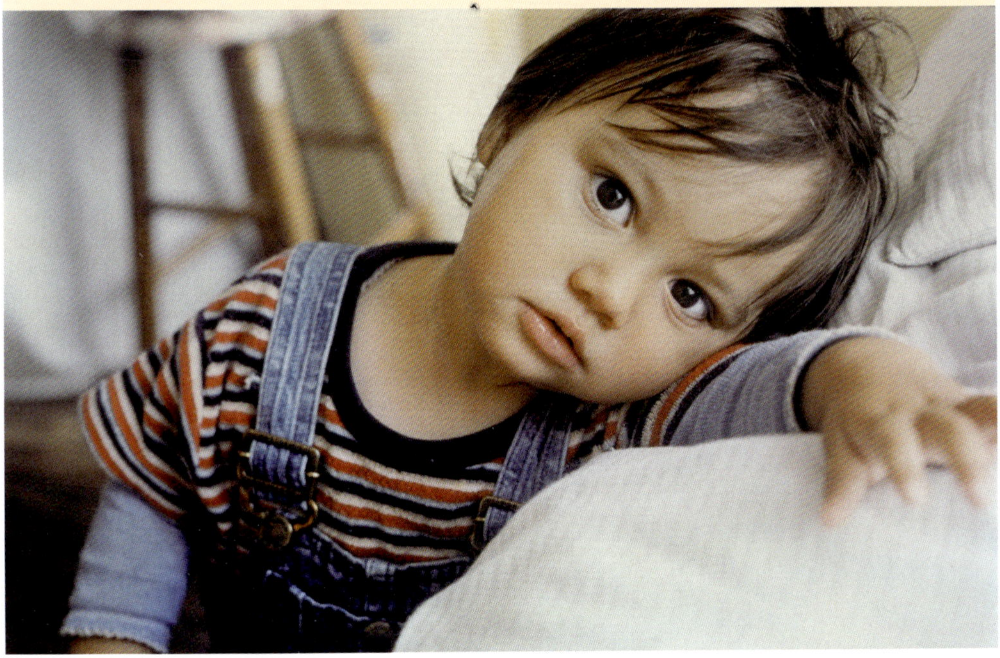

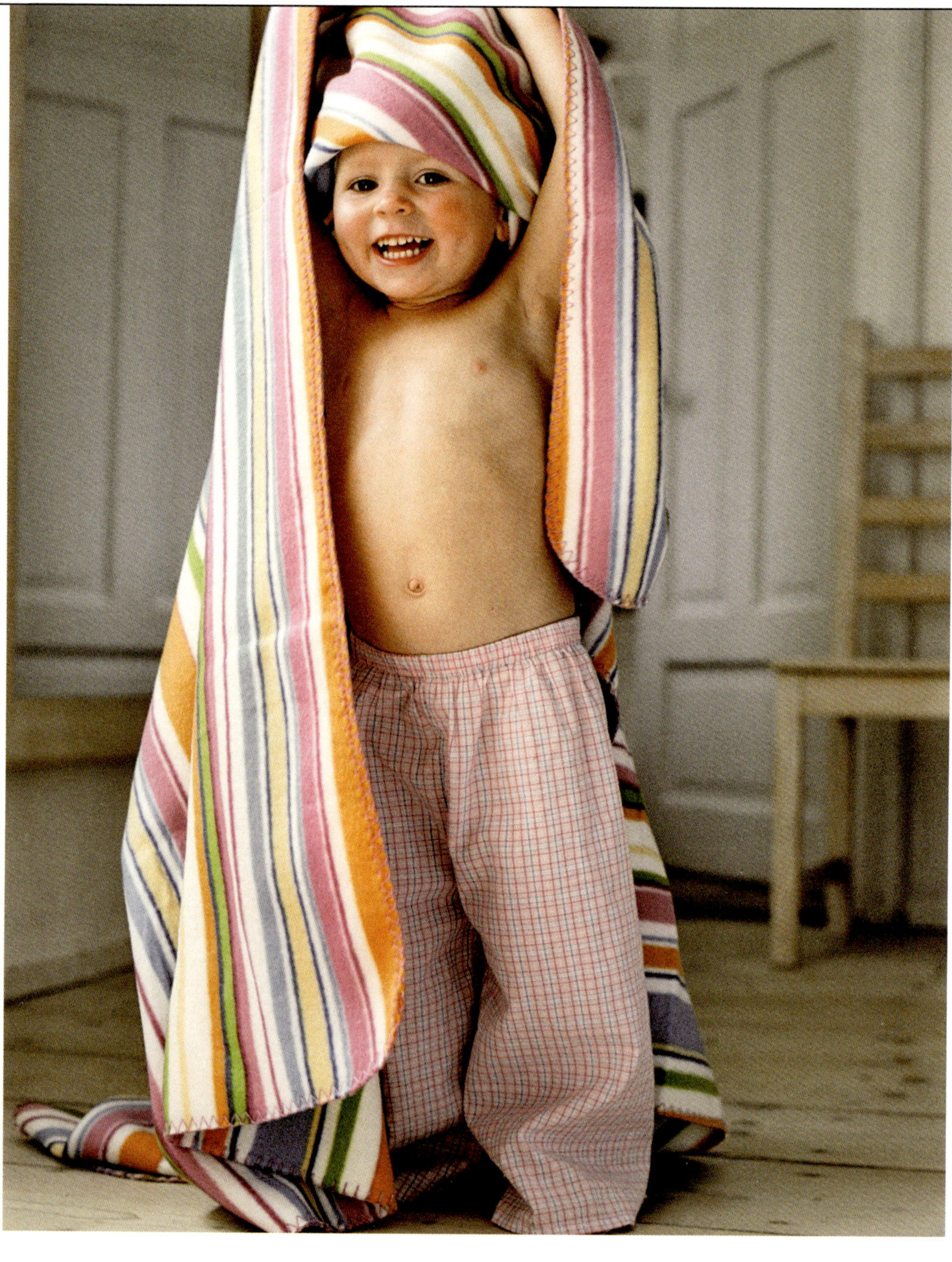

VORWORT

WARUM IST ERZIEHUNG SO ANSTRENGEND? Wenn Kinder harmoniebedürftige kleine Wesen wären, die sich nichts mehr wünschen, als in Frieden mit ihren Eltern und Geschwistern zusammenzuleben, dann wäre Erziehung einfach. So ist es aber nicht. Kinder sind schon sehr früh kleine Persönlichkeiten, die ganz genau wissen, was sie wollen. Und noch genauer, was sie nicht wollen. Dafür sind sie bereit zu kämpfen. Das müssen wir Eltern aushalten, und das ist gar nicht so leicht, denn unsere Kinder haben in der Regel bessere Nerven als wir.

Wir Eltern sollten unserem Kind alles geben, was es wirklich braucht. Aber sollten wir ihm auch alles geben, was es will? Nicht alles, was es will, ist auch gut für ein Kind. Wir sind die Erwachsenen. Wir haben die Verantwortung zu entscheiden:

Was braucht mein Kind – was will es nur? Was kann ich machen, wenn mein Kind sich weigert, etwas zu tun, was es tun muss? Oder wenn es einfach nicht aufhört, etwas zu tun, obwohl ich es ihm klar zu verstehen gebe? Wie kann ich gleichzeitig fair und standhaft sein? Was kann ich tun, damit Alltagskonflikte sich nicht zu Krisen auswachsen? Und wenn die Krise da ist – welche Lösungswege gibt es? Welcher davon passt zu mir? All diese Fragen werden in diesem Buch anhand von ganz konkreten Problemen, Krisen und Alltagskonflikten, die mit Kindern ab zwei Jahren immer wieder vorkommen, beantwortet.

Aus der langjährigen Arbeit in meiner kinderpsychologischen Praxis weiß ich, welche Erziehungskrisen besonders häufig und welche besonders belastend sind. Durch die Arbeit mit so vielen Kindern und Eltern habe ich mit der Zeit gelernt, was bei der Bewältigung von Entwicklungsproblemen wirklich hilft. Soweit es möglich war, habe ich bei meinen Tipps und Hinweisen die neuesten Erkenntnisse der Wissenschaft berücksichtigt.

Am meisten habe ich von meinen eigenen drei Kindern gelernt. Dafür bin ich ihnen dankbar.

Ich wünsche Ihnen viel Freude mit diesem Buch!

Annette Kast-Zahn

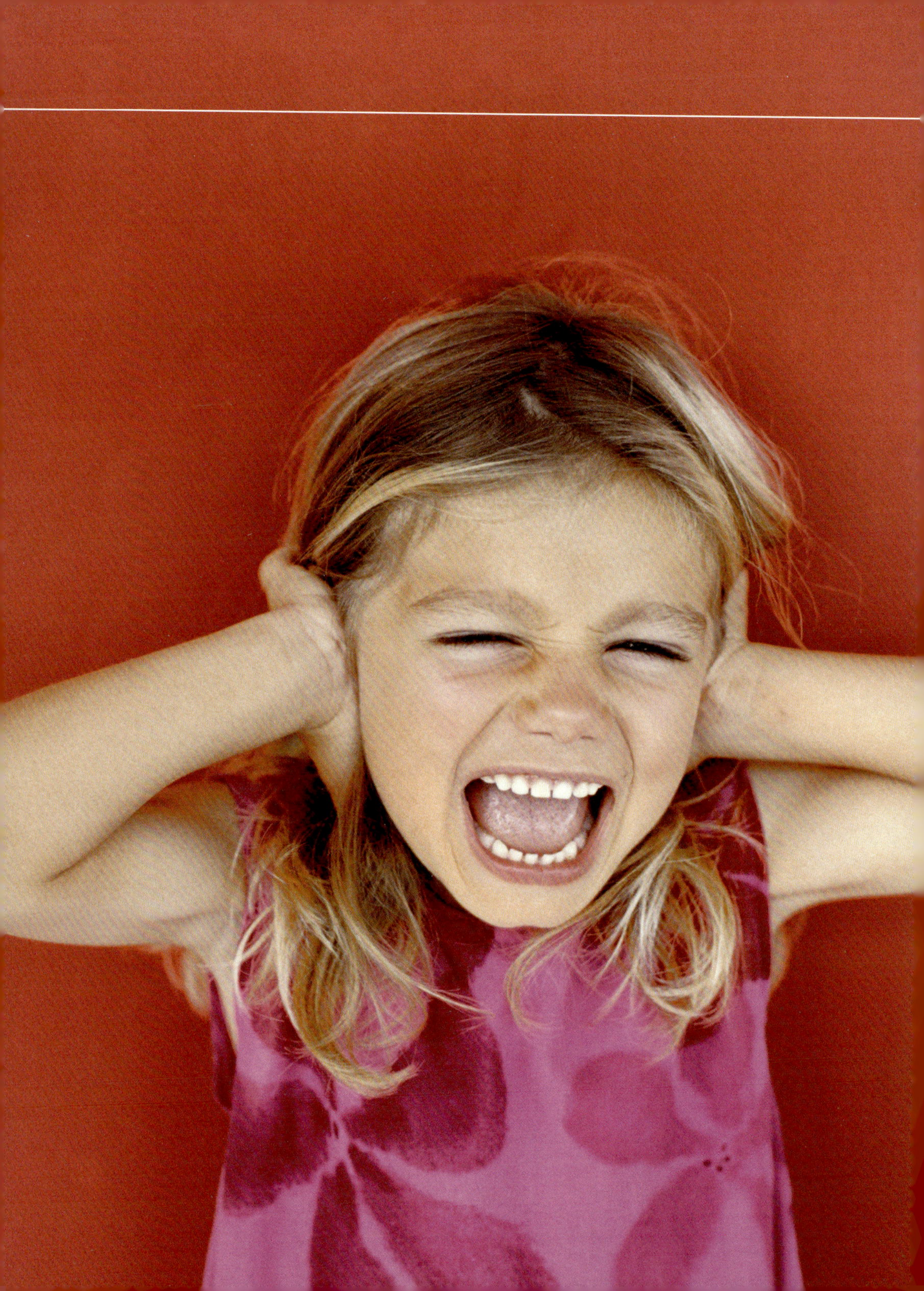

1.

Wie entstehen Erziehungs-krisen?

Warum gibt es zu Hause eigentlich immer wieder »Krach«? Wie können Eltern damit umgehen, wenn ihre Kinder etwas anderes wollen, als sie sollen?

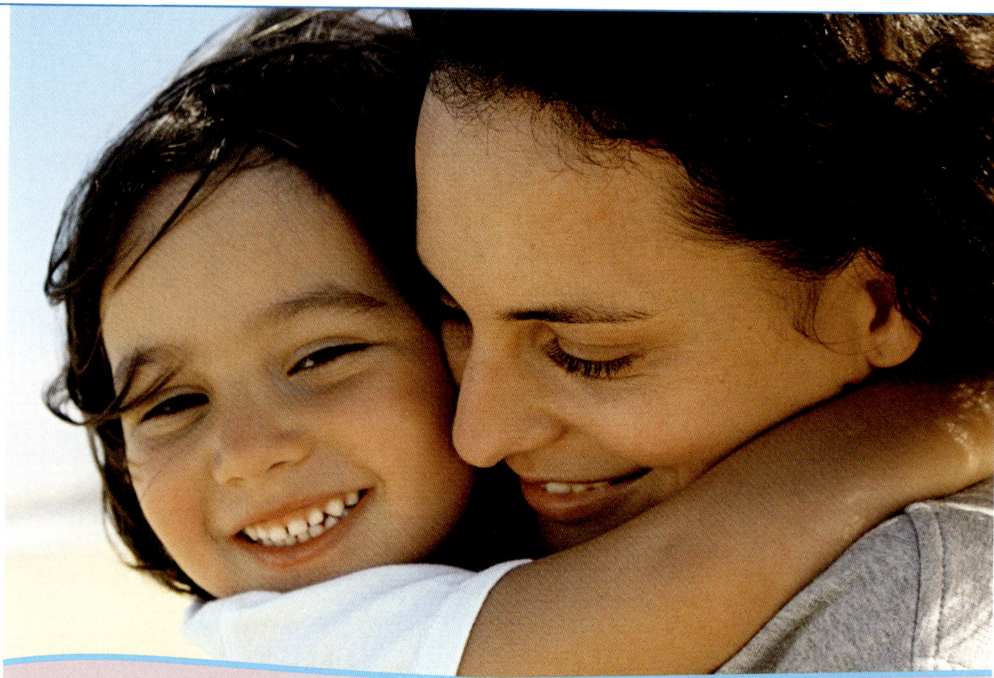

Die **Kunst**, dem Kind alles zu geben, was es **braucht**, aber nicht alles, was es will

Was braucht Ihr Kind – was will es nur?

KINDER SIND ETWAS WUNDERBARES. Sie sind süß und anrührend und originell und liebenswert. In atemberaubendem Tempo lernen sie laufen und sprechen und erobern sich die Welt. Wenn sie uns anstrahlen, geht uns das Herz auf. Woran kann es liegen, dass trotzdem so viele Paare keine Kinder haben wollen? Liegt es nur daran, dass Kinder Geld kosten, oder hat es sich herumgesprochen, dass Erziehung wirklich anstrengend sein kann?

Besonders abschreckend sind Fernsehsendungen, in denen echte Familien mit Erziehungsproblemen vorgeführt werden: Da schauen wir zu, wie ein Dreijähriger auf seinen kleinen Bruder einprügelt, ihm Haare ausreißt, seine Mutter gegen das Schienbein tritt, sie wüst beschimpft, während sie vergeblich versucht ihn daran zu hindern, auf den Schrank zu klettern und von dort oben mit Spielsachen zu werfen.

Reality-TV: Jede Woche gibt es neue Katastrophen zu bestaunen. Warum schauen sich das so viele an? Offenbar hat es einen hohen Unterhaltungswert. Den hat es auch für die Kinder in diesen Sendungen: Sie sind Hauptdarsteller, Drehbuchschreiber und Regisseur.

In der Regel passiert genau das, was sie wollen – aber ist es auch das, was sie brauchen? Die Eltern stehen hilflos verzweifelt daneben, schrecken nicht einmal davor zurück, ihr ganzes Elend einem Millionenpublikum zu präsentieren – in der Hoffnung auf Hilfe.

Das sind natürlich extreme Fälle. Aber Durchschnittseltern schauen die Sendungen auch deshalb so gern an, weil sie sich und ihre alltäglichen Erziehungskrisen ein bisschen wiedererkennen. Es tut gut zu sehen, dass es in der eigenen Familie doch nicht ganz so schlimm ist. Dass Erziehung eine anstrengende und anspruchsvolle Angelegenheit ist.

Ist es denn wirklich so schwierig mit der Erziehung? Wenn in der »Beziehungskiste« zu viel schief geht, können Paare sich trennen. Mit der »Erziehungskiste« ist es nicht so leicht: Wenn sich hier Krisen und Probleme häufen, kann man sich nicht einfach voneinander trennen. Man muss einen Weg finden, die Krisen zu meistern. Viele Ehen scheitern daran, dass einem Elternteil genau das zu stressig geworden ist. Dann bleibt nur noch einer zurück, meist die Mutter. Das macht das Krisenmeistern nicht gerade leichter.

Was alles dazugehört

In diesem Buch geht es um Kinder ab zwei Jahren. Die Babyjahre sind vorbei. Bisher standen mehr die Pflege und Versorgung des Kindes im Mittelpunkt. Jetzt wird die Erziehung immer wichtiger. Es gab natürlich bereits Krisen zu meistern: häufiges Schreien, Probleme mit dem Ein- und Durchschlafen oder mit dem Umsteigen vom Stillen auf das Essen am Tisch. Ihr Kind hat laufen gelernt. Es versteht, was Sie sagen, und beginnt selbst zu sprechen.

Der wichtigste Meilenstein in der Entwicklung: Das Kind erkennt sich selbst als eigenständige, unabhängige Person. Damit beginnt auch allmählich die Zeit, an die es sich später noch bewusst erinnern kann.

Der Einfluss der Eltern ist allerdings immer noch sehr groß. Bis die Kinder in die Schule kommen, sind zahlreiche unterschiedliche Herausforderungen zu bewältigen: Die Eltern sind Versorger, Tröster, Erzieher, Krankenpfleger, Animateure, Krisenmanager und Therapeuten. Sie sind aber auch Menschen, die Fehler machen und machen dürfen.

Dieses Buch soll Eltern Mut machen. Es soll zeigen, dass Erziehung gar nicht so schwierig ist. Die folgenden drei Dinge stehen dabei im Mittelpunkt.

Kinder können ihre Bedürfnisse noch nicht selbst erfüllen. Dafür brauchen sie ihre Eltern. Je kleiner sie sind, umso mehr. Den Kindern alles zu geben, was sie brauchen, ist ein sehr wichtiger Teil der Erziehung, vielleicht der wichtigste – und zum Glück nicht der schwierigste.

Auch Eltern haben Bedürfnisse. Es kann nicht gutgehen, wenn Eltern sich jahrelang von ihren Kindern »auffressen« lassen. Daran können Ehen scheitern, darunter können auch Eltern-Kind-Beziehungen extrem leiden. Erziehung bedeutet auch: den Kindern beibringen, dass andere Menschen – sogar Eltern – auch Bedürfnisse haben, die man beachten muss. Mit diesem Teil der Erziehung haben viele Eltern Probleme.

Der vielleicht undankbarste Teil der Erziehung: den Kindern immer wieder sagen »Tu dies!« – »Lass das!«. Eltern müssen ihre Kinder oft dazu bringen, etwas zu tun, was sie nicht wollen, was aber sinnvoll und notwendig ist, etwa sich anziehen oder das Zimmer aufräumen. Ebenso oft müssen Kinder daran gehindert werden, Dinge zu tun, die nicht sinnvoll oder notwendig sind: stundenlang fernsehen, anderen Kindern Spielsachen wegnehmen, Berge von Süßigkeiten essen. Solche Dinge wollen Kinder aber oft tun, und zwar unbedingt und sofort.

Was Kinder brauchen

WELCHE BEDÜRFNISSE SOLLEN UND MÜSSEN ELTERN ERFÜLLEN, damit ihre Kinder glücklich aufwachsen und damit es ihnen an nichts fehlt?

Kinder brauchen Liebe und Anerkennung. Sicherheit. Schutz. Selbsterfahrung. Versorgung. Vorhersehbarkeit. Verlässlichkeit. Zeit. Zuwendung. Zärtlichkeit. Aber lassen wir sie doch einfach selbst zu Wort kommen.

Angenommen werden

Liebe Mama, lieber Papa,

ich bin gar nicht so empfindlich, wie du denkst. Ich kann einiges aushalten. Es ist gar nicht so schlimm, wenn du manchmal schlechte Laune hast oder ungerecht bist oder mich auch mal anbrüllst. Wenn ich weiß, dass du mich richtig lieb hast, ist bald alles wieder gut. Für mich ist es am wichtigsten, dass du mich so magst, wie ich bin, und dass du mir das auch zeigst. Ich brauche es, dass du mich toll findest und froh bist, dass ich da bin. Ich brauche das ganz besonders dringend, wenn ich gerade nicht so ein Superkind bin. Nimm mich so an, wie ich bin, auch wenn ich mit zweieinhalb Jahren noch nicht sprechen kann. Oder wenn ich in der Krabbelgruppe nur auf deinem Schoß sitze und gar nichts mitmache. Oder wenn ich immer anfange zu weinen, wenn ich nicht bei dir sein kann. Oder wenn ich mit sechs Jahren nachts immer noch eine Windel brauche. Oder wenn ich einen Wutanfall kriege, weil mir was nicht gelingt oder weil ich irgendetwas nicht haben darf. Ich weiß ja selbst, dass ich manchmal total nerve! Aber das ist nicht deine Schuld. Nimm es nicht persönlich. Ich mache das nicht, um dich zu ärgern. Ich brauche das zum Lernen. Wenn ich mich so benehme, dass du es überhaupt nicht gut findest, musst du es mir sagen. Und mir zeigen, wie ich es anders und besser machen kann. Aber hab mich trotzdem lieb. Mit meinen Fehlern.

Zeit und Zuwendung

Liebe Mama, lieber Papa,
ich weiß ja, dass du dich nicht den ganzen Tag um mich kümmern kannst. Ich komme ganz gut damit klar, wenn ich bei der Tagesmutter oder in der Krippe oder im Kindergarten bin, weil du arbeiten musst oder etwas anderes zu tun hast. Aber mindestens einmal am Tag brauche ich dich, wenn es geht, ganz für mich allein. Es ist gar nicht so wichtig, wie lange das ist. Aber ich brauche dich, damit du mir zuhörst und zuguckst, was ich mache oder baue oder male. Und damit du mit mir was erzählst und was erklärst und mir Geschichten vorliest und mit mir zusammen singst und Rollenspiele mit mir machst oder am besten von jedem etwas und am meisten das, was dir selbst auch Spaß macht. Ich kann so viel von dir lernen. Und ich kann mit dir zusammen so viel Spaß haben.

Zärtlichkeit

Liebe Mama, lieber Papa,
das brauche ich: dass du mich lieb anguckst und anlächelst und mir über das Haar streichst oder mich hochhebst oder in den Arm nimmst. Einfach so, weil ich da bin. Und deine Stimme, die brauche ich auch, wenn du lieb mit mir sprichst. Manchmal brauche ich es, dass ich mich ganz eng an dich kuscheln kann. Besonders wenn es mir nicht gut geht. Manchmal will ich aber auch meine Ruhe haben. Ich habe dich trotzdem lieb, auch wenn ich manchmal nicht mit dir schmusen will.

Verlässlichkeit – Vorhersehbarkeit

Liebe Mama, lieber Papa,

ich brauche das Gefühl, dass immer einer für mich da ist. Das muss nicht unbedingt die Mama sein. Es kann auch der Papa sein. Oder die Oma oder meine Tagesmutter. Am liebsten weiß ich das vorher schon. Für mich ist die Welt so riesengroß und unübersichtlich. Das macht mir manchmal Angst. Wenn ich mich auskenne und weiß, was kommt, fühle ich mich gleich viel besser.

Wenn Mama und Papa sich getrennt haben, muss ich wissen, zu wem ich gehöre, wann und wie oft ich den anderen besuche. Darauf muss ich mich verlassen können. Ich muss wissen, wer mich zum Kindergarten bringt und wer mich abholt, wer mich ins Bett bringt, wann es Essen gibt, wann ich schlafen gehe, wie viele Geschichten ich dann hören darf und wann ich morgens aufstehe. Alles, was immer gleich abläuft, macht mein Leben leichter. Ich liebe auch Überraschungen. Aber wenn das ganze Leben daraus besteht, komme ich nicht mehr klar.

Versorgung

Liebe Mama, lieber Papa,

ich weiß, dass ihr ganz viel für mich macht. Für so viele Sachen brauche ich euch jeden Tag: wecken, anziehen, Windel wechseln, Essen machen, zum Arzt gehen, auf den Spielplatz gehen. Oft müsst ihr für mich was zum Anziehen kaufen, weil ich so schnell wachse. Und Spielsachen. So viel Zeit, so viel Arbeit und Geld – alles für mich. Ehrlich gesagt, meistens merke ich das gar nicht, weil ihr es jeden Tag macht. Wenn Mama mal krank ist und alles nicht so klappt, merke ich es umso mehr.

Schutz und Sicherheit

Liebe Mama, lieber Papa,
Pass auf mich auf. Halte mich bitte von allem fern, was für mich gefährlich ist. Manchmal habe ich zu wenig Angst und manchmal zu viel. Zeige mir, dass du die Welt kennst und dass ich mich darauf verlassen kann. Zeige mir, dass du stark bist und mich beschützen kannst. Ich bin so auf dich angewiesen. Ohne deinen Schutz bin ich ganz hilflos und verlassen. Lass mich nicht allein, wenn ich noch zu klein bin. Mach mir Mut, wenn ich Angst habe.

Selbsterfahrung

Liebe Mama, lieber Papa,
Ich brauche dich, damit ich von dir alles abgucken und lernen kann. Aber wenn ich genug geguckt habe, muss ich es auch selbst mal versuchen! Lass mich alles allein machen, was ich allein schaffen kann! Zeige mir, dass du mir was zutraust und dass du mir vertraust. Für mich ist es so wichtig, stolz auf etwas zu sein, was ich allein geschafft habe. Schau mich genau an. Dann siehst du, was ich schon allein machen kann und was noch nicht. Und wenn ich ein bisschen langsamer bin als andere: Hab Geduld mit mir. Setz mich nicht unter Druck. Vieles kommt von ganz selbst, aber ein bisschen später als bei den anderen. Gib mir die Zeit, die ich brauche. Verlange nichts von mir, was noch viel zu schwer für mich ist.

Was Eltern brauchen

WAS KINDER BRAUCHEN, BEKOMMEN SIE VON IHREN ELTERN. Deshalb sind sie von ihnen abhängig. Vielleicht haben Sie gerade im letzten Abschnitt an Ihre eigene Kindheit gedacht: Haben Sie alles bekommen, was Sie brauchten? Oder ist Ihnen schmerzlich aufgefallen, dass Ihnen etwas gefehlt hat?

Nun sind Sie selbst Eltern. Das, was Sie brauchen, können Sie nicht von Ihren Kindern bekommen. Schon gar nicht das, was Sie sich damals von Ihren Eltern gewünscht hätten. Vielleicht haben Sie Glück und leben mit einem Partner zusammen, mit dem Sie sich gut verstehen – was nicht selbstverständlich ist. Dann geben Sie sich gegenseitig, was Sie brauchen. Ob ein liebevoller Partner da ist oder nicht: Eltern müssen sich das, was sie brauchen, selbst verschaffen. Sie sind dafür verantwortlich, dass Ihre Bedürfnisse nicht zu kurz kommen. Wenn Sie die ganz vernachlässigen, müssen die Kinder es letztlich ausbaden.

Sicherheit

Auch Eltern brauchen Sicherheit. Die Sicherheit, gut für sich und die Kinder sorgen zu können. Eine sichere Existenz ist eine wichtige Grundlage für ein gutes Zusammenleben mit Kindern. Ob ein Kind im Schulalter verhaltensauffällig sein wird oder nicht, hängt statistisch auch davon ab, ob seine Familie »sozial benachteiligt« ist. Das soll Eltern, die ihre Kinder unter schwierigen finanziellen Verhältnissen großziehen, nicht entmutigen. Im Gegenteil. Für sie und vor allem auch für die vielen Alleinerziehenden gilt: Sie leisten was für die Gesellschaft! Sie dürfen auch etwas dafür fordern, nämlich Schutz und Sicherheit. Nehmen Sie die Politiker, die immer von Kinderfreundlichkeit reden, beim Wort!

Anerkennung

»Ich bin froh, dass es dich gibt!« – wie schön, wenn Ihnen das ab und zu jemand sagt. Wichtiger ist Ihr eigenes Selbstwertgefühl. Erkennen Sie selbst an, was es bedeutet, sich für ein Kind oder sogar mehrere Kinder zu entscheiden: Sie stellen sich einer großen Verantwortung. Sie trauen sich was. Sie stürzen sich in immense Ausgaben – ein Kind kostet ungefähr so viel wie ein Einfamilienhaus, bis es erwachsen ist. Sie sind bereit, auf vieles zu verzichten.

Wussten Sie, dass heute fast die Hälfte der Frauen, die studiert haben, gar keine Kinder mehr bekommen? Wieso trauen sich so viele kluge Frauen nicht? (Meine Antwort: Weil sie trotz aller Klugheit nicht ahnen, dass sie das Beste im Leben verpassen.)

Wer einen guten Job hat, bekommt wenigstens finanzielle Anerkennung für seine Arbeit. Von Ihren Kindern dürfen Sie dagegen niemals Anerkennung für Ihr Engagement, Ihre Mühe und Ihre Arbeit erwarten.

> Erkennen Sie selbst an, wie **wertvoll** es ist, sich um ein **Kind** oder mehrere zu kümmern

Es ist möglich, dass Ihr Kind Sie eines Tages umarmt und zu Ihnen sagt: »Du bist die liebste Mama der Welt.« Wenn das passiert, nehmen Sie es dankbar an als ein kostbares Geschenk. Einfordern können Sie es von Ihrem Kind aber nicht. Eher vielleicht von Ihrem Partner, vor allem, wenn er Sie den Erziehungs-Job mehr oder weniger allein machen lässt. Entscheidend ist aber immer, dass Ihnen selbst bewusst ist, wie viel Sie Tag für Tag leisten.

Entfaltung der eigenen Persönlichkeit

Jeder Mensch hat das Recht auf die freie Entfaltung seiner Persönlichkeit. Das steht im Grundgesetz, Artikel 2, Absatz 1, und gilt für Kinder und für Eltern. Aber geht denn beides gleichzeitig? Muss man mit den eigenen Wünschen nicht völlig zurückstecken, wenn man kleine Kinder hat? Ich glaube das nicht. Auch wer keine Kinder hat, kann sich nicht pausenlos selbst verwirklichen. Selbst der aufregendste Job besteht zu einem großen Teil aus eher langweiligen Routinetätigkeiten.

Für Eltern und für Erwachsene ohne Kinder gilt gleichermaßen: Glücklich ist immer derjenige, der die Herausforderungen seines Lebens annimmt und versucht, das Beste daraus zu machen. Wenn Sie zum Beispiel Ihre Berufstätigkeit aufgegeben haben und nun in Ihrer Arbeit als Hausfrau und Mutter aufgehen, ist alles in bester Ordnung: Sie nehmen Ihre Aufgabe an, haben Freude daran, können sich entfalten. Dennoch macht bei Weitem nicht alles Spaß, was mit der Versorgung und Betreuung der Kinder und der Organisation des Haushalts zu tun hat. Sie müssen auch gar nicht alles mögen. Aber das, was Ihnen Freude macht, tun Sie mit Begeisterung und Leidenschaft.

Lieber Mutter als Hausfrau

Eine besonders gute Hausfrau bin ich selbst nie gewesen. Kochen, Putzen, Einkaufen – all das tue ich nicht wirklich gern. Mutter sein hat mir immer mehr Freude gemacht als Hausfrau sein. Es gab aber auch Beschäftigungen mit den Kindern, die mir gar nicht lagen, etwa Basteln. Sankt-Martins-Laternen basteln – wie froh war ich, als dieses Kapitel nach der Kindergartenzeit meines dritten Kindes endlich abgeschlossen war. Dafür habe ich es geliebt, mit den Kindern zu singen, zu erzählen, Bücher anzuschauen und Rollenspiele zu machen. Einen großen Teil des Tages habe ich kniend mit ihnen auf dem Teppich verbracht.

Pflegen Sie Ihre Interessen

Achten Sie auf das, was Sie gerne tun. Das macht es Ihnen leichter, auch die eher lästigen Aufgaben anzunehmen. Vielleicht haben Sie ja das Glück, Kindererziehung und Berufstätigkeit unter einen Hut zu bekommen. Zwar schlingern Sie dann wahrscheinlich häufig am Rand der Überforderung entlang und haben das Gefühl, weder dem Job noch dem Kind wirklich gerecht zu werden. Nach meiner Erfahrung sind Mütter, die sich ganz ihren Kindern widmen und nicht berufstätig sind, aber nicht unbedingt zufriedener.

Versuchen Sie, auch mit Kind oder Kindern Ihre eigenen Interessen nicht ganz aus den Augen zu verlieren. Ein bisschen geht immer: telefonieren mit der besten Freundin, einmal in der Woche Sport oder ab und zu ein freier Abend – wenn kein Babysitter da ist, notfalls abwechselnd mit Ihrem Partner. All das ist besser als nichts! Wenn Sie nur noch für Ihr Kind da sind, werden normale Alltagskonflikte schnell zur Krise. Ein einzelner Misserfolg wird sofort empfunden als »Ich habe versagt« oder »Ich bin eine schlechte Mutter«. Das nützt niemandem – und lädt Ihrem Kind zu viel Verantwortung auf. Es bekommt dann das Gefühl: »Ich bin schuld, wenn es Mama oder Papa nicht gut geht oder sie sich streiten.«

Zur Entfaltung der eigenen Persönlichkeit gehört auch die Intimsphäre mit dem Partner. Mal ohne Kind reden, ein Glas Wein trinken, ungestört Sex genießen. Sorgen Sie für diese kleinen Freiheiten, etwa indem Sie Ihr Kind zu regelmäßigen Zeiten ins Bett bringen – am besten in sein eigenes!

Auch **Eltern** brauchen **Freiräume**

Respekt

Eltern, die von ihren Kindern nicht respektiert werden, sind meist sehr verzweifelt. Eltern brauchen den Respekt ihrer Kinder. Sie können ihn aber nicht einfach einfordern, sondern müssen ihn sich selbst verschaffen. Reden Sie so mit Ihrem Kind, dass es Sie ernst nimmt. Lassen Sie Ihren Worten Taten folgen, auch wenn das oft unbequem ist. Mehr darüber finden Sie in weiteren Büchern von mir (siehe Seite 156).

Wenn Sie häufig gegen Ihr besseres Wissen nachgeben, etwa weil Ihr Kind sonst quengeln würde, werden Sie sich seinen Respekt sehr schnell verscherzen.

Ganz entscheidend ist auch, wie Sie als Eltern miteinander umgehen: Kann Ihr Kind durch Ihr Vorbild einen respektvollen Umgang lernen?

Kraft

Sicher möchten Sie Ihre Sache als Eltern so gut wie möglich machen. Vielleicht denken Sie auch oft darüber nach, ob Sie Ihrem Kind wirklich genügend Sicherheit geben können und ob Sie auch den kommenden Tag mit all den anstehenden Aufgaben wieder genauso gut hinkriegen werden wie den heutigen. Weil das alles so anstrengend sein kann, brauchen Sie immer wieder ausreichend Zeit nur für sich selbst.

Und was brauchen Eltern noch?

Gute Nerven. Gelassenheit. Organisationstalent. Kreativität. Krisenfestigkeit. Zuversicht. Führungsqualitäten (Sie führen ein kleines Familienunternehmen!). Und wenn Sie das nicht im wünschenswerten Maß haben? Das macht nichts. Eltern müssen nicht perfekt sein. Sie können an Ihren Aufgaben wachsen.

Achten Sie gut **auf sich selbst,** damit Sie auch gut **auf Ihr Kind** achten können!

Manchmal müssen Sie auch einfach zu Ihrem Kind sagen: »Stopp – so geht's nicht!« Denn wenn Sie ständig erschöpft und genervt sind, können Sie Ihrem Kind nicht die Liebe und Aufmerksamkeit geben, die es braucht.

Die wichtigste Voraussetzung für gute Erziehung ist die Fähigkeit zu lieben. Wer lieben kann, der kann auch Kinder erziehen.

Die Erziehungs-Kisten

DEN KINDERN ALLES GEBEN, WAS SIE BRAUCHEN – dieser Teil der Erziehung ist nicht so schwierig. Er kann sogar richtig Spaß machen. Vieles von dem, was unsere Kinder brauchen, wünschen sie sich auch selbst und nehmen es von uns dankbar und mit Freude an.

Leider müssen wir Eltern aber auch oft die Rolle des »Spaßverderbers« spielen: immer dann, wenn wir unseren Kindern Grenzen setzen. Auf welche Weise dabei Konflikte und Krisen entstehen können, in welche Fallen Eltern tappen können und worauf es beim Grenzensetzen ankommt, möchte ich Ihnen an meinem Erziehungs-Kisten-Modell zeigen. Ich habe es für meine therapeutische Praxis entwickelt und zeige damit Eltern und Kindern, warum es in ihrer Familie so oft »kracht« und wer dabei welche Rolle spielt.

Alles, was Kindern wichtig ist, kann man in zwei große Kisten packen: die »Ich-will-Kiste« und die »Ich-muss-Kiste«.

Die »Ich-will-Kiste«

Die »Ich-will-Kiste« lieben alle Kinder. In diese Kiste passt alles hinein, was sie toll finden – und gern haben wollen. Und es passt alles hinein, was Kinder gern tun – und gern tun möchten. Am liebsten würden sie den ganzen Tag in dieser Kiste verbringen. Alles tun können und alles bekommen, was man will – das ist das reinste Schlaraffenland. Bei jedem Kind sieht die Kiste anders aus:

- Bei **Julia (5)** sind ganz viele verschiedene Dinge in der Kiste: ihr Häschen, ihre Freundinnen, der ganze Kindergarten, ihr Fahrrad, ganz viele Süßigkeiten, lange aufbleiben, fernsehen, mit Mama spielen, Puzzles legen.
- **René (6)** liebt alles, was mit Technik zu tun hat. In seiner »Ich-will-Kiste« finden sich Papas kompletter Werkzeugkoffer und viele Gegenstände, die er auseinander gebaut hat oder noch auseinander oder zusammenbauen möchte. Aber auch Fußballspielen gehört hinein. Und alles andere, was mit Bewegung zu tun hat.
- Bei **Daniel (3)** ist die Kiste bevölkert von gefährlichen Tieren wie dem Tyrannosaurus Rex, von Waffen und Laser-Schwertern – und vielen unflätigen Schimpfwörtern, gezückten Mittelfingern, Rangeleien und Ärgern von anderen Kindern.

- **Paul (3 1/2)** hat nur eine einzige Sache in der Kiste: »Ich will bestimmen!« Es gibt nichts, was er immer gern tut, und kaum etwas, was er nie gern tut. Entscheidend ist, dass er und niemand anders bestimmt, was wann und wie lange von wem getan wird. Alles, was Paul selbst entscheiden darf, klappt gut. Dann ist er lieb, gut gelaunt, glücklich. Besonders zufrieden ist er, wenn er auch über andere bestimmen darf: »Zieh mich an!« – »Gib mir was zu essen!« – »Lies mir diese Geschichte vor!« Er kann auch sehr ausdauernd spielen, wenn er selbst bestimmt, wann. Vor allem, wenn er sich eigentlich für den Kindergarten fertig machen soll.
- Bei **Marie (4)** kommt auf den ersten Blick außer Fernsehen und Süßigkeiten essen gar nicht viel zusammen. Erst bei genauem Nachfragen ist zu erfahren, dass sie auch gern mit ihrer Mama Gesellschaftsspiele spielt, auf dem Spielplatz herumtobt und sich schon für Zahlen und Buchstaben interessiert.
- Bei **Florian (7)** scheint die »Ich-will-Kiste« ausschließlich Flugzeuge zu enthalten: Er wünscht sich nichts anderes zum Spielen. Nach langem Nachdenken fallen ihm aber noch Musikhören, Fernsehen und Computerspielen ein.

Alles, was schön ist und Spaß macht

Was auch immer die »Ich-will-Kiste« ausmacht – solange die Kinder darin stecken, fühlen sie sich gut. Auch für die Eltern ist diese Kiste oft etwas Schönes. Schließlich genießen sie es, wenn ihr Kind Freude an einer Tätigkeit hat oder ihm etwas gut gelingt. Oft sind sie sogar mit in der Kiste: nämlich dann, wenn sie mit ihrem Kind zusammen etwas tun, was beiden Spaß macht.

Aber auch bei durchaus wünschenswerten und sinnvollen Tätigkeiten gilt: Irgendwann ist die Spiel- und Spaßzeit vorbei – vielleicht, weil das Kind ins Bett gehen soll oder in den Kindergarten, oder weil die Mutter das Kind mit zum Einkaufen nehmen will, oder weil Essenszeit ist. Dann muss das Kind raus aus der Kiste.

Viele verschiedene Kisten

Für Julia und René ist das nicht so schwierig. Beide sind bereit zur Zusammenarbeit. Fast alles, was sie gern tun, finden auch ihre Eltern gut. Wenn Julia und René gerufen werden, beenden sie meist bereitwillig ihre Tätigkeit und kommen. Sie klettern sozusagen selbst aus der »Ich-will-Kiste«.

Andere Kinder denken gar nicht daran. Gerade die müssen besonders oft aus der »Ich-will-Kiste« geholt werden, weil die Eltern vieles darin nicht besonders toll finden: Daniels Eltern mögen keine Waffen, und sie dulden auch keine Schimpfwörter und Prügeleien. Weil Daniel aber nicht von selbst damit aufhört, müssen sie ihn immer wieder aus dieser Kiste herausholen – freiwillig geht da gar nichts. Und kaum ist Daniel raus aus der Kiste, schlüpft er auch schon wieder hinein und stellt den nächsten Unsinn an.

Ähnlich ergeht es Pauls Mama. Da Paul nur zufrieden ist, solange alles nach seiner Nase geht, muss auch er sehr oft aus seiner »Ich-will-Kiste« herausgeholt werden. Schon ein freundliches »Guten Morgen, mein Schatz, aufstehen!« oder ein »Kommst du? Das Essen ist fertig!« kann für Paul eine Zumutung sein. Wenn Mama ihm so etwas »vorschreiben« will, hat sie ihm den Spaß verdorben, und das nimmt er ihr sehr übel.

Für Marie und Florian ist das »Ich will haben« besonders wichtig. Wenn Marie beim Einkauf mit ihrer Mutter Süßigkeiten sieht, will sie die haben. Und zwar sofort. Sie gehören doch in ihre »Ich-will-Kiste« – wie kann Mama nur so gemein sein und ihr diesen Spaß verderben? Wenn Florian in einem Schaufenster ein Flugzeug sieht, muss er es haben – sofort. Wenn nicht, ist das eine furchtbare Katastrophe. Die Welt bricht zusammen. Zumindest benimmt er sich so, wenn Mama bei ihrem Nein bleibt.

Mama als Spaßverderber

Ein Konflikt entsteht immer dann, wenn die Kinder nicht von selbst aufhören können. Wenn sie ein Nein, ein »Lass das«, ein »Jetzt nicht« oder ein »Jetzt ist es genug« einfach nicht akzeptieren können. Wer muss dann nachhelfen? Wenn ich in meiner Praxis die Kinder frage, bekomme ich fast immer die gleiche Antwort: »Das macht die Mama.« Der Papa spielt in vielen Familien wesentlich seltener die Rolle des »Spaßverderbers«.

Grummeln und Gewitterstimmung

Was passiert nun, wenn Mama oder Papa ihr Kind aus der »Ich-will-Kiste« herausholen? Das Kind ist nicht begeistert. Die gute Stimmung ist hin. Spannung liegt in der Luft. Das Kind protestiert, schimpft oder heult.

Vom Temperament des Kindes hängt ab, wie laut und hartnäckig es protestiert und wie sich bei ihm die Spannung entlädt. Sein Unwillen kann sich als leichtes Grummeln äußern – oder als ausgewachsenes Gewitter mit Blitz, Donner, Regengüssen und Orkanböen.

Wer das Kind aus der **»Ich-will-Kiste«** holt, kriegt den Ärger ab

Die »Ich-muss-Kiste«

Damit, das Kind aus der »Ich-will-Kiste« herauszuholen, ist es nicht getan. Eher noch schwieriger ist es für Kinder, sich in die zweite Kiste zu begeben, die nun mal auch zum Leben gehört: die »Ich-muss-Kiste«. Hier findet sich alles, was notwendig, aber lästig ist und nicht wirklich Spaß macht. Das kann das Windelnwechseln sein oder das Anziehen, das Zähneputzen, das Zur-Toilette-Gehen, das Aufräumen, das Aufstehen oder Ins-Bett-Gehen, das Sitzenbleiben am Tisch, das Befolgen von Aufforderungen und Anweisungen.

Einige Kinder tun bereitwillig, was die Eltern ihnen sagen. Für diese Kinder ist die »Ich-muss-Kiste« etwas ganz Normales und nichts, worüber man sich furchtbar aufregen muss. Aber die meisten steigen nicht gerade gern hinein. Langweilige oder lästige Dinge zu tun und Pflichten zu erledigen empfinden sie jedes Mal aufs Neue als Zumutung. Sie weigern sich, bekommen schlechte Laune und fangen an zu protestieren oder zu weinen. Spannungen und Gewitterstimmung sind die Folge. Wie heftig das Gewitter ausfällt, ist von Kind zu Kind verschieden. Es hängt jeweils von der Persönlichkeit des Kindes ab und davon, was es gerade als besonders unangenehm empfindet.

- **Julia** und **René** regen sich nicht so leicht auf. Sie kommen tatsächlich, wenn sie gerufen werden. Sie bleiben von selbst beim Essen sitzen und gehen bereitwillig ins Bett. Natürlich sind sie auch manchmal sauer, ab und zu gibt es auch Tränen. Aber ein richtiges Gewitter ist bei Julia und René selten – und verzieht sich auch bald wieder. Die zwei haben kein großes Problem mit der »Ich-muss-Kiste«.
- Bei **Daniel** sieht es ganz anders aus. Er kann einfach nicht sitzen bleiben. Im Kindergarten beim Stuhlkreis nicht, zu Hause beim Essen nicht, und nicht einmal vor dem Fernseher kommt er zur Ruhe. »Bleib sitzen!« – das ist für Daniel ganz klar »Ich-muss-Kiste«.
- **Paul** findet Aufforderungen und Anweisungen blöd. Für ihn gehört fast alles in die »Ich-muss-Kiste«, was man ihm sagt. Meist reagiert er gar nicht oder tut das Gegenteil. Wenn seine Eltern ihren Sohn mit Nachdruck in die »Ich-muss-Kiste« schicken, wehrt er sich heftig.
- **Marie** hasst Aufräumen. Und sie will sich morgens nicht für den Kindergarten fertig machen. Marie trödelt und trödelt.
- Für **Florian** ist es die schlimmste Zumutung, wenn er abends in sein Bett muss. Irgendwas fällt ihm dann immer noch ein.

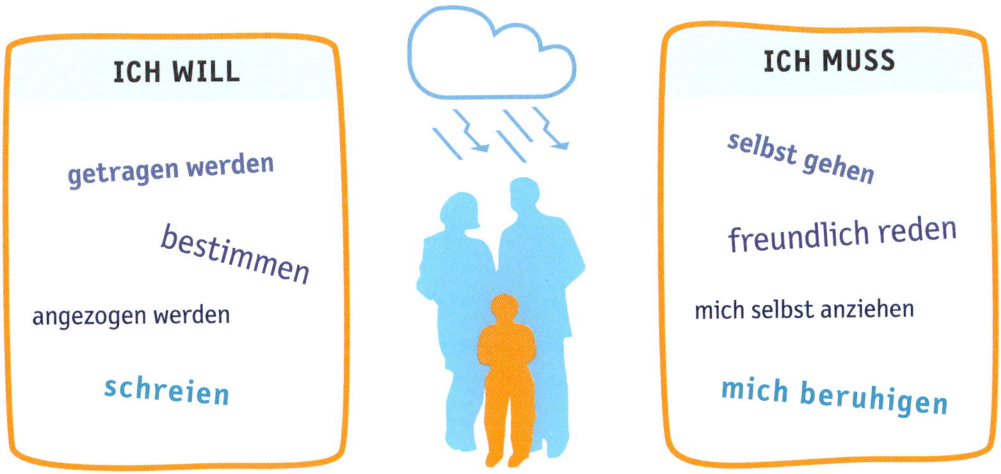
ICH WILL
getragen werden
bestimmen
angezogen werden
schreien
ICH MUSS
selbst gehen
freundlich reden
mich selbst anziehen
mich beruhigen

Wenn Eltern sich mit ins »Gewitter« stellen, ist die Krise vorprogrammiert.

Zwei Möglichkeiten zu reagieren

Wer muss das Kind dazu bringen, sich in die »Ich-muss-Kiste« zu begeben, wer muss die unbequeme Forderung »Tu das – jetzt!« stellen und durchsetzen? Wieder antworten fast alle Kinder ohne lange zu überlegen: »Die Mama.« Wünschenswert ist, dass auch Papa sich beteiligt. Beliebt machen sich beide Eltern nicht damit. Der verständliche Frust des Kindes muss irgendwie raus. Je voller die »Ich-muss-Kiste« ist, umso mehr Gewitter liegen in der Luft. Je willensstärker und impulsiver Ihr Kind ist, desto heftiger fallen sie aus. Ob Sie Ihr Kind aus der »Ich-will-Kiste« heraus- oder in die »Ich-muss-Kiste« hineinholen: Sie kriegen den Ärger ab. Sie haben Ihrem Kind schließlich den Spaß verdorben. Es gibt zwei Möglichkeiten, mit diesen Situationen umzugehen.

- **Die erste Möglichkeit:** Sie nehmen den Ärger Ihres Kindes persönlich, stellen sich mit ins Gewitter, steuern selbst Blitze und Donner bei. Vorwürfe und Schimpfen sind besonders verhängnisvoll: So kann aus dem einfachen »Jetzt ist es genug« eine handfeste Krise werden. Die Versuchung zu schimpfen ist bei einem temperamentvollen, willensstarken Kind besonders groß, weil jedes Herausholen aus der Ich-will-Kiste ein heftiges Gewitter auslösen kann – mehrmals am Tag.

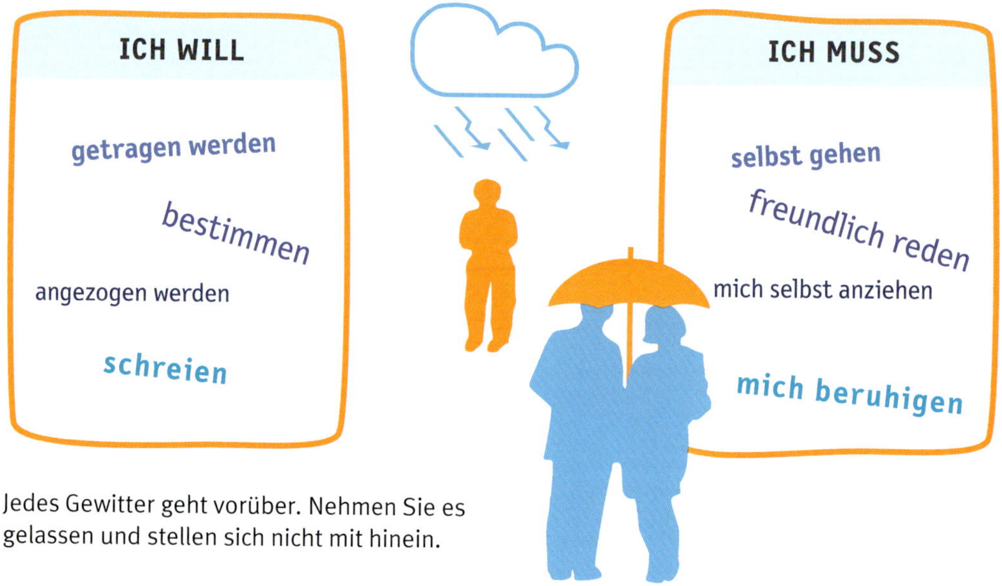
ICH WILL
getragen werden
bestimmen
angezogen werden
schreien
ICH MUSS
selbst gehen
freundlich reden
mich selbst anziehen
mich beruhigen

Jedes Gewitter geht vorüber. Nehmen Sie es gelassen und stellen sich nicht mit hinein.

- **Die zweite Möglichkeit:** Sie schauen sich den Temperamentsausbruch Ihres Kindes mit Verständnis und Gelassenheit an, stellen sich nicht mit ins Gewitter und steuern keine Blitze bei. Stattdessen schützen Sie sich sozusagen mit einem Schirm, bis es vorbei ist.

Konflikte aushalten: die Erziehungs-Kisten im Alltag

Eltern machen sich nicht beliebt, wenn sie ihrem Kind den Spaß verderben oder es dazu bringen, etwas Langweiliges oder Lästiges zu tun. Trotzdem ist das ein wichtiger Bestandteil der Erziehung. Sie können und müssen ihm zeigen, dass es nicht alles braucht, was es will. Und dass manche Dinge wichtig und notwendig sind, die es nicht will. Rechnen Sie damit, dass Ihr Kind jedes Mal frustriert ist und ein kleines oder großes Gewitter startet. Das ist ganz normal. Es hat nichts mit Ihnen zu tun. Sie sind noch lange keine schlechte Mutter oder kein schlechter Vater, wenn Ihr Kind sauer ist und das zeigt. Ihr Kind ist noch klein. Es kann noch nicht gut mit Ärger und Frust umgehen. Sie sind erwachsen und können es besser.

Die »Ich-muss-Kiste« aufräumen

Jede Aufforderung, jedes »Tu das!« kann ein Gewitter mit Wut und Tränen zur Folge haben. Deshalb ist es lohnenswert, genau zu überlegen, was in die »Ich-muss-Kiste« Ihres Kindes hineingehört und was nicht. Räumen Sie die Kiste auf. Verlangen Sie nicht zu viel von Ihrem Kind. Werfen Sie weg, was nicht mehr gebraucht wird, und ordnen Sie nach Wichtigkeit, was übrig bleibt. Je übersichtlicher die Kiste ist, desto besser kommt Ihr Kind damit zurecht. Beim Sortieren kann Ihnen Ihre Lebenserfahrung helfen: Welche von den Dingen, die Sie als Kind tun mussten, haben Ihnen gut getan? Welche Anforderungen möchten Sie Ihrem Kind ersparen? Reden Sie mal mit Ihrem Partner darüber. Es ist ein spannendes Thema.

- **»Umleitungen« erkennen:** Manche Kinder sind genial darin, Schlupflöcher, die aus der Ich-muss-Kiste herausführen, zu suchen – und doch immer wieder eine »Umleitung« zurück in die Ich-will-Kiste zu finden. Sie sagen: »Ja, gleich.« Aber »gleich« bedeutet: »nie«. Die Kinder fangen mit einer lästigen Aufgabe zwar an, bringen sie aber nicht zu Ende. Oder sie verbinden das Unangenehme mit etwas Spaßigem, indem sie zum Beispiel zwar bereitwillig ins Bad gehen, dort aber mit allen Shampoo- und Kosmetikflaschen ein großes Chaos veranstalten, statt sich zu waschen. Eltern müssen am Ball bleiben, bis die Aufgabe tatsächlich erfüllt ist, damit sie einen Umleitungs-Versuch ihres Kindes sofort bemerken und angemessen darauf reagieren können.
- **... und bessere anbieten:** Am besten werden Sie selbst aktiv. Das lästige Anziehen morgens wird interessant, wenn es zum Wett-Anziehen mit Mama wird. Das Schlafengehen ist weniger schlimm, wenn es mit einem schönen Abendritual, zum Beispiel einer Gutenachtgeschichte, verbunden ist. Eine lästige Aufgabe geht leichter von der Hand, wenn danach direkt wieder Spaß angesagt ist: »Sobald du fertig bist mit dem Aufräumen, gehen wir zum Spielplatz!« Auch Aufräum-Spiele sind denkbar: »Ich packe die Autos ein, und du die Legos. Was meinst du, wer schneller ist?« Lassen Sie sich etwas einfallen. Die Mühe lohnt sich.
- **Erziehungsaufgaben fair verteilen:** Bei vielen Eltern, die in meine Praxis kommen, habe ich manchmal den Eindruck, dass sie sich die Erziehungs-Aufgaben nicht optimal aufteilen. Wer öfter zu Hause ist – das sind nun mal meist die Mütter –, hat auch mehr mit der Kindererziehung zu tun.

Das ist in der Regel nicht zu ändern. Das Problem liegt ohnehin woanders: Wie gehen die Väter – wenn sie einmal zu Hause sind – mit ihren Kindern um? Viele sind engagiert und bereit, im Rahmen ihrer Möglichkeiten Verantwortung zu übernehmen. Einige Väter wollen aber hauptsächlich ihre Ruhe haben – schließlich müssen sie sich von ihrem anstrengenden Job erholen. Ein quengelndes Kind ist für sie ein Grund, ihrer Frau Erziehungsfehler vorzuwerfen, um sich danach wieder herauszuhalten. Genervtes Nachgeben ist bei solchen Vätern sehr beliebt, weil sie auf diese Weise Konflikte vermeiden können.

Manche Väter gehen mit ihren Kindern bereitwillig in die »Ich-will-Kiste«: Sie toben, spielen Fußball, erzählen, erklären, machen fantasievolle Rollenspiele – aber aus der »Ich-muss-Kiste« halten sie sich elegant heraus. Die lästigen Dinge wie Windelnwechseln, Anziehen, ins Bett bringen oder Verbote aussprechen überlassen sie doch lieber der Mama. Das ist nicht fair. Auch die Väter sollten sich am unbequemen Teil der Erziehung beteiligen, egal wie oft oder selten sie zu Hause sind. Andererseits müssen Mütter aufpassen, dass sie nicht zu reinen »Spaßverderbern« werden. Wenn Sie als Mutter all das nur zu gut kennen: Finden Sie sich nicht damit ab. Fordern Sie immer wieder ein, dass sich der Vater mit dem Kind oder den Kindern beschäftigt. Auch Sie haben als Mutter und Hausfrau einen anspruchsvollen Ganztagesjob. Beide Eltern sind für beide Kisten zuständig!

Jedes Kind lernt anders

Einige Kinder machen es ihren Eltern leicht. Sie sind kooperativ und mögen es friedlich und harmonisch. Die Erziehung solcher Kinder ist nicht so schwierig. Anders sieht es aus mit extrem willensstarken Kindern. Sie reagieren heftig, wenn sie ihren Willen nicht bekommen. Sie kämpfen und toben, als ginge es um ihr Leben. Dabei geht es vielleicht nur darum, aus der Badewanne zu kommen oder den Fernseher auszumachen.

Diese Kinder sind nicht »verzogen« oder »böse«. Sie haben einfach noch nicht gelernt, dass ihre Wünsche nicht immer sofort erfüllt werden können. Dass andere Menschen auch Bedürfnisse haben, auf die man Rücksicht nehmen muss. Manche Kinder lernen das sehr schnell und mühelos. Andere brauchen dafür unzählige Lernerfahrungen, viele Wutanfälle und Schrei-Attacken.

Wenn Sie Ihr Kind darin wiedererkennen: Nehmen Sie es an, wie es ist. Geben Sie sich auch nicht selbst die Schuld. Kinder kommen in dieser Beziehung schon mit unterschiedlichen Voraussetzungen auf die Welt. Sie als Eltern haben die Aufgabe, Ihrem Kind all diese Lernerfahrungen zu ermöglichen. Mit Verständnis und Standhaftigkeit. Ihr Kind muss immer wieder spüren, dass Sie trotz seiner heftigen Reaktionen nicht nachgeben, sondern bei Ihrer Aufforderung bleiben. Der Fragebogen im nächsten Kapitel hilft Ihnen dabei, einzuschätzen, in welchen Bereichen Ihr Kind seine Stärken hat und in welchen es eher »schwierig« ist.

Fair, aber standhaft bleiben

Viele Eltern wissen schon ganz gut, wie sie mit Konflikten und Krisen umgehen können. Sie geben ihrem Kind eindeutige Aufforderungen, handeln konsequent, auch wenn es protestiert – und geben ihm zugleich die Sicherheit, geliebt und angenommen zu werden. Sie bleiben fair, aber standhaft. Wenn Ihnen das noch nicht so oft gelingt, hilft Ihnen dieses Buch, daran zu arbeiten.

DAS WICHTIGSTE AUF EINEN BLICK

Was brauchen Kinder?

- Angenommen werden
- Zeit und Zuwendung
- Zärtlichkeit
- Verlässlichkeit
- Versorgung
- Schutz und Sicherheit
- Selbsterfahrung

Was brauchen Eltern?

- Sicherheit
- Anerkennung
- Entfaltung der eigenen Persönlichkeit
- Respekt

Bei der Erziehung müssen Eltern manchmal die Rolle des »Spaßverderbers« spielen. Das »Erziehungskisten-Modell« macht dies deutlich:

- Aus der »Ich-will-Kiste« müssen Kinder von ihren Eltern oft herausgeholt werden: Was dem Kind Spaß macht, ist nicht immer angebracht.
- In die »Ich-muss-Kiste« gehen Kinder oft nicht von allein. Ihre Eltern müssen sie hineinbringen: Was keinen Spaß macht, muss manchmal trotzdem sein.

Konflikte und Krisen sind unausweichlich.

- Eltern müssen Konflikte aushalten können.
- Sie sollten beim Grenzensetzen und Aufstellen von Regeln die Persönlichkeit ihres Kindes beachten und dabei fair, aber standhaft bleiben.

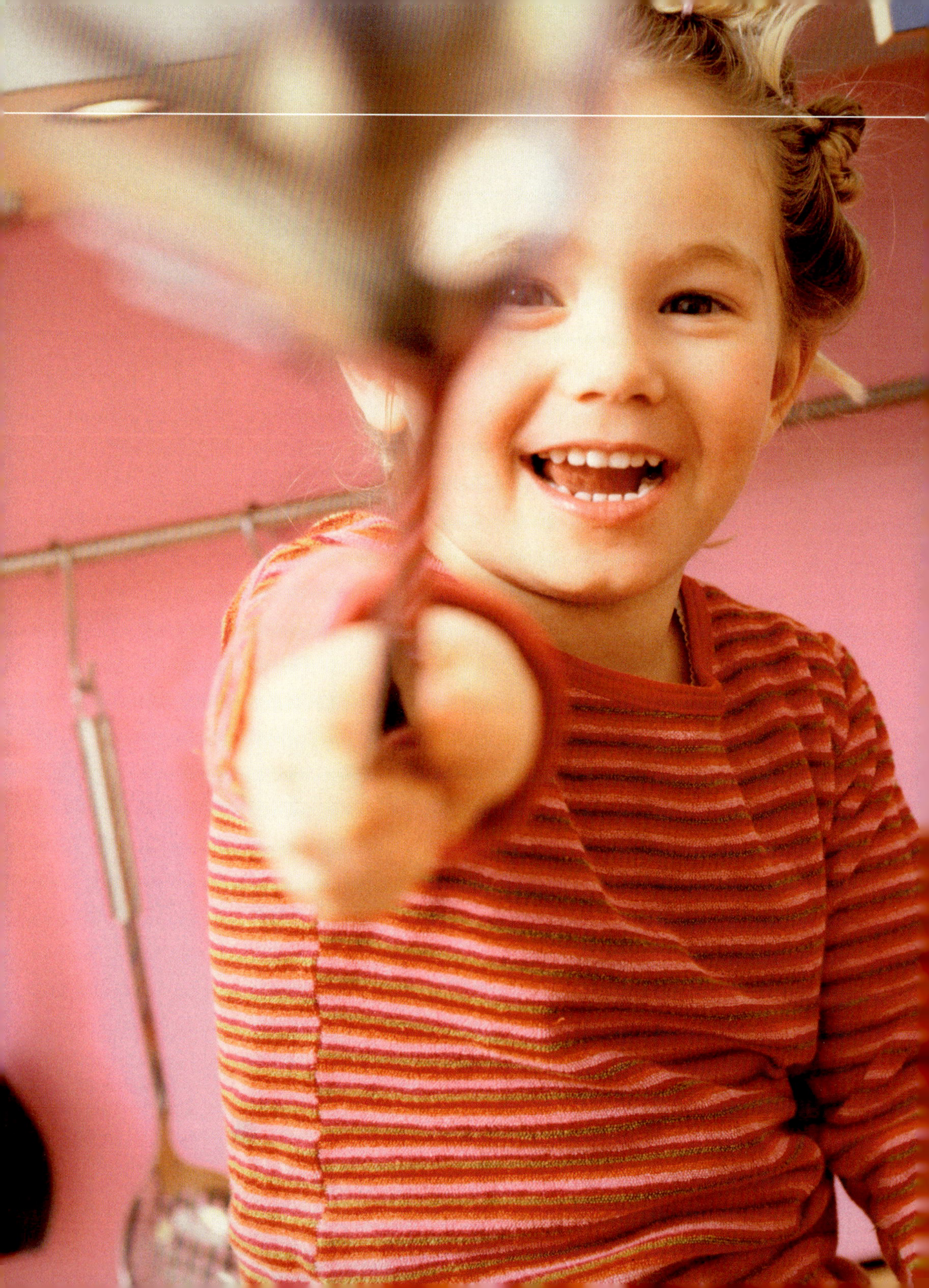

2.

Wie krisenfest ist Ihr Kind – wie krisenfest sind Sie selbst?

Damit Kinder und Eltern im Alltag gut miteinander klarkommen, sind bestimmte Fähigkeiten gefragt. Testen Sie, wie es in Ihrer Familie damit steht.

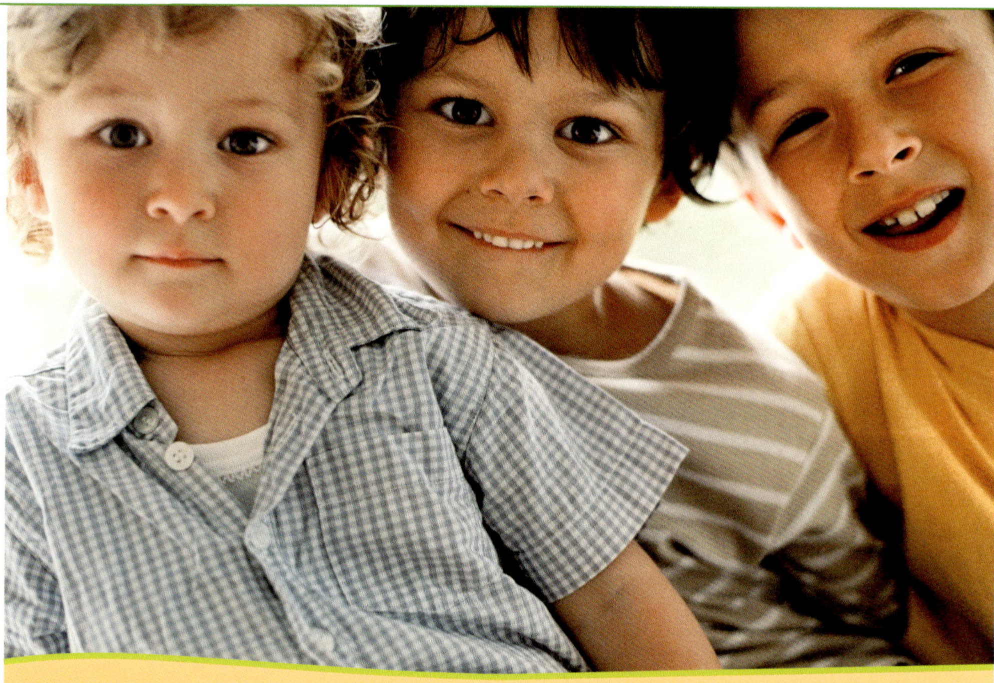

Fragebögen zum Selbstauswerten

So schätzen Sie Ihr Kind richtig ein

DER FOLGENDE FRAGEBOGEN ist am besten für Kinder zwischen drei und acht Jahren geeignet. Wenn Ihr Kind erst zwei Jahre alt, aber sprachlich sehr weit ist, alles versteht und sich gut ausdrücken kann, können Sie ihn ebenfalls schon verwenden.

Sie können diesen Fragebogen schnell ausfüllen und sofort selbst auswerten. Sie können damit aber keine Diagnose stellen und nicht erfahren, ob Ihr Kind »normal« ist oder eine »Störung« hat. Die Auswertung liefert Ihnen stattdessen Anhaltspunkte über die Stärken und Schwachstellen Ihres Kindes. Das kann Ihnen helfen, sich besser auf seine Persönlichkeit einzustellen.

Der Fragebogen ist angelehnt an wissenschaftlich abgesicherte diagnostische Fragebögen, die ich in meiner Praxis verwende. Es gibt aber einen erheblichen Unterschied: Psychologen verwenden immer »Problem-Fragebögen«. Darin werden unerwünschte, schwierige, problematische Verhaltensweisen aufgeführt. Wenn ein Kind besonders viele solcher Verhaltensweisen in besonders starkem Ausmaß zeigt, spricht das für eine Störung, die unter Umständen psychologisch behandelt werden muss.

Ich finde es jedoch gar nicht so hilfreich für Eltern, sich auf das unerwünschte Verhalten ihres Kindes zu konzentrieren. Viel sinnvoller ist es, zu überlegen: Was klappt – wie oft? Alles, was gut läuft, ist schließlich ein Grund zur Freude. Viele Eltern schauen gebannt auf das Problemverhalten ihres Kindes – und vieles Erfreuliche entgeht ihnen dabei. Das ist schade!

Der folgende Fragebogen ist daher positiv formuliert und zählt »normale«, positive und erwünschte Verhaltensweisen auf. Ihre Aufgabe ist es, zu überlegen, wie oft Ihr Kind diese zeigt. Der Fragebogen hat sich in meiner Praxis bewährt: Man findet die Schwachstellen. Aber bei jedem Kind gibt es immer auch mindestens einen »normalen« oder positiven Bereich, meist sogar mehrere, zu entdecken.

Fünf besonders wichtige Themen wurden ausgewählt:

1. Soziale Fähigkeiten
2. Ausdauer und Konzentration
3. Selbstvertrauen
4. Friedfertigkeit und Bereitschaft zur Zusammenarbeit
5. Umgang mit Schlafen, Essen und Sauberwerden

HAND AUFS HERZ

Schätzen Sie die Fähigkeiten Ihres Kindes ein

Bitte füllen Sie den Fragebogen aus und zählen jeweils die Punkte zusammen.

Soziale Fähigkeiten

- (0) (1) (2) (3) Hält sich an Regeln
- (0) (1) (2) (3) Kann sich gut selbst beruhigen
- (0) (1) (2) (3) Wirkt beim Spielen zufrieden, freut sich über Erfolge
- (0) (1) (2) (3) Spielt Rollenspiele
- (0) (1) (2) (3) Erzählt bereitwillig von seinen Erlebnissen

Summe: .....

Ausdauer und Konzentration

- (0) (1) (2) (3) Ist an vielen Spielangeboten interessiert
- (0) (1) (2) (3) Kann über längere Zeit bei einer Tätigkeit bleiben
- (0) (1) (2) (3) Versucht geduldig, auch schwierige Aufgaben zu lösen
- (0) (1) (2) (3) Kann in Ruhe stiller Beschäftigung nachgehen
- (0) (1) (2) (3) Malt und bastelt gern

Summe: .....

Selbstvertrauen

- (0) (1) (2) (3) Kann sich ohne Probleme von Mutter oder Vater trennen
- (0) (1) (2) (3) Kann mit schwierigen Situationen umgehen ohne zu weinen
- (0) (1) (2) (3) Kommt gut mit fremder Umgebung zurecht

(0) nie oder fast nie (1) manchmal (2) oft (3) sehr oft

Selbstvertrauen (Fortsetzung)

(0) (1) (2) (3) Spricht frei mit Kindern oder Erwachsenen außerhalb der Familie

(0) (1) (2) (3) Hält Blickkontakt

Summe: .....

Friedfertigkeit und Bereitschaft zur Zusammenarbeit

(0) (1) (2) (3) Bleibt ruhig bei Frustrationen

(0) (1) (2) (3) Kann ein Nein akzeptieren, ohne sich ungerecht behandelt zu fühlen

(0) (1) (2) (3) Kann warten ohne zu quengeln

(0) (1) (2) (3) Erledigt auch unangenehme Pflichten zügig und ohne zu trödeln

(0) (1) (2) (3) Redet respektvoll mit Erwachsenen

(0) (1) (2) (3) Seine Stimmung ist ruhig und ausgeglichen

(0) (1) (2) (3) Folgt bereitwillig den Anweisungen der Eltern

(0) (1) (2) (3) Lässt andere Kinder in Ruhe, auch wenn es gerade nicht mitspielen kann

(0) (1) (2) (3) Verhält sich anderen Kindern gegenüber freundlich

(0) (1) (2) (3) Geht sorgfältig mit Gegenständen um

Summe: .....

Schlafen, Essen, Sauberwerden

(0) (1) (2) (3) Schläft ohne Probleme ein

(0) (1) (2) (3) Schläft nachts durch

(0) (1) (2) (3) Bleibt beim Essen sitzen

(0) (1) (2) (3) Akzeptiert das, was auf den Tisch kommt, ohne zu jammern

(0) (1) (2) (3) Ist tagsüber und nachts trocken

Summe: .....

(0) nie oder fast nie (1) manchmal (2) oft (3) sehr oft

Auswertung: Wie ist es bei Ihrem Kind?

Der Fragebogen gibt Ihnen einen Überblick, wo die Stärken und Schwächen Ihres Kindes liegen. Mehr dazu finden Sie auf dieser und den folgenden Seiten.

	Besonders positiv	**Im mittleren Bereich**	**Eher »schwierig«**
Soziale Fähigkeiten	ab 13 Punkte	8 bis 12 Punkte	0 bis 7 Punkte
Ausdauer und Konzentration	ab 13 Punkte	8 bis 12 Punkte	0 bis 7 Punkte
Selbstvertrauen	ab 13 Punkte	8 bis 12 Punkte	0 bis 7 Punkte
Friedfertigkeit und Bereitschaft zur Zusammenarbeit	ab 20 Punkte	13 bis 19 Punkte	0 bis 12 Punkte
Schlafen, Essen, Sauberwerden	ab 13 Punkte	8 bis 12 Punkte	0 bis 7 Punkte

Soziale Fähigkeiten

Wenn Sie Ihr Kind hier besonders positiv einschätzen, können Sie sich freuen: Es hat die besten Voraussetzungen, aus seinen Erfahrungen zu lernen und Verantwortung zu übernehmen. Auch in Konflikten kann es auf diese Fähigkeiten zurückgreifen. Wenn Sie Ihr Kind aus der »Ich-will-Kiste« holen oder in die »Ich muss-Kiste« hineinbefördern, regt es sich vielleicht auf, aber es findet einen Weg, damit klarzukommen.

Ob all das ein Ergebnis Ihrer guten Erziehung ist oder einfach ein Geschenk, ist schwer zu sagen. Viel wichtiger ist: Würdigen Sie die Stärken Ihres Kindes und drücken Sie Ihre Freude darüber immer wieder aus. Das hilft Ihrem Kind, sich weiterhin positiv zu entwickeln.

Hat Ihr Kind weniger als 13 Punkte erzielt oder sogar weniger als 7? Dann ist es erst recht wichtig, jedem positiven Verhalten Ihres Kindes Aufmerksamkeit zu schenken, damit es das in Zukunft immer öfter zeigt.

Zum Lernen sozialer Fähigkeiten brauchen Kinder die Unterstützung ihrer Eltern in besonderem Maße. Im Folgenden finden Sie Näheres über jede Frage zu diesem wichtigen Thema.

Zu Frage eins: Regeln lernen

Wie Ihr Kind sich an Regeln hält, sagt viel über seine soziale Anpassungsfähigkeit aus. Vielleicht braucht Ihr Kind besonders viele Lernerfahrungen, bis es versteht, dass Regeln tatsächlich eingehalten werden müssen. Und dass die spannende Frage »Was passiert, wenn ich mich nicht daran halte?« von den Eltern immer auf die gleiche Weise beantwortet wird: »Dann sorgen wir dafür, dass du es doch tust.«

Zu Frage zwei: sich selbst beruhigen

Wenn Ihr Kind wütend oder frustriert ist, steigert es sich regelmäßig noch mehr hinein? Das kennen besonders viele Eltern. Zunächst einmal müssen Sie es aushalten. Sie können Ihrem Kind aber durch viele Lernerfahrungen helfen: Sie trauen ihm zu, dass es irgendwann von selbst aufhören kann, und bestehen unbeirrbar darauf, dass es sich beruhigt. Bleiben Sie selbst ruhig und freundlich. So zeigen Sie dem Kind, dass es für seine Wut selbst verantwortlich ist. Nur wenige Kinder können sich wirklich gut selbst beruhigen. Viele sind mit ihren ausdauernden Wutausbrüchen eine Herausforderung. Ab Seite 59 lesen Sie mehr dazu.

Zu Frage drei: zufrieden sein

Ihr Kind wirkt nur selten zufrieden und kann sich nicht einmal über Erfolg richtig freuen? Häufig reagieren Eltern dann in einer Weise, die alles noch schlimmer macht: »Was machst du denn wieder für ein Gesicht!« – »Jetzt sei doch endlich mal fröhlich!« So geht die Stimmung erst recht in den Keller.

Vielleicht ist Ihr Kind gar nicht unzufriedener als andere, sondern kann seine positiven Gefühle nur nicht so gut zeigen. Seien Sie ein Vorbild. Zeigen Sie Ihre Freude, wenn es ausdauernd spielt oder etwas geschafft hat. Bieten Sie ihm Worte an, die es irgendwann für sich selbst übernehmen kann: »Du hast es ganz allein geschafft!« – »Es macht Spaß, dir zuzuschauen!« – »Ich freue mich, dass du dich so gut beschäftigen kannst.« Vielleicht können Sie Ihrem Kind so viel Mut machen, dass es allmählich zufriedener wird, aber vielleicht gelingt Ihnen das nur begrenzt. Die Unzufriedenheit des eigenen Kindes zu akzeptieren und auszuhalten ist schwer. Aber es kann das Beste für Ihr Kind sein: Vielleicht braucht es dieses Angenommensein, um seine Schwierigkeiten zu überwinden.

Zu Frage vier: Rollen spielen
In eine andere Rolle schlüpfen, die Welt aus einem neuen Blickwinkel sehen: Das ist sehr hilfreich für das soziale Lernen. Wenn Ihr Kind von sich aus keine Rollenspiele macht, bieten Sie sich als Spielpartner an. Verwandeln Sie sich etwa in Tiere, ganz nach Wunsch Ihres Kindes. Oder lassen Sie Ihr Kind »König« spielen, während Sie die Rolle des »Dieners« übernehmen. Da wird es kaum widerstehen können! Spielen Sie mit Ihrem Kind »Arzt« oder »Kaufladen«. Lernen Sie die Singspiele, die Ihr Kind im Kindergarten beigebracht bekommt. Sie fühlen sich bei »Häschen in der Grube« oder »Pinguin auf dem Eis« etwas albern? Das macht nichts. Auch für Sie kann es ein Gewinn sein, mal wieder eine kindliche Perspektive einzunehmen.

Zu Frage fünf: von sich erzählen
Ihr Kind ist verschlossen, erzählt selten von seinen Erlebnissen? Schaffen Sie Gelegenheit zum Reden, etwa bei den Mahlzeiten oder beim Abendritual. Fragen Sie jeden Abend vor dem Schlafengehen: »Was war heute schön? Was war nicht so schön?« Erzählen Sie auch selbst, was Sie froh oder traurig gemacht hat. Das Positive sollte immer überwiegen, damit Ihr Kind mit gutem Gefühl einschlafen kann. Auch die Frage »Was möchtest du heute Nacht träumen?« hilft ihm, Gefühle und Wünsche auszudrücken. Bleibt Ihr Kind trotzdem eher in sich gekehrt, akzeptieren Sie das. Vielleicht gehört es zu den Spätzündern und kommt eines Tages doch noch richtig aus sich heraus.

Ausdauer und Konzentration

Wenn Ihr Kind in diesem Bereich 13 Punkte oder mehr bekommt, können Sie sich freuen. Es hat gute Voraussetzungen, das Beste aus seinen Fähigkeiten zu machen, selbstständig und bereitwillig zu lernen. Wie Sie Ihr Kind dabei unterstützen können, wenn es im Mittelfeld liegt oder nur wenige Punkte bekommt, erfahren Sie ab Seite 83.

Selbstvertrauen

Die meisten Kinder brauchen in neuen Situationen oder bei Fremden Zeit, bis sie »warm werden« und ihre Schüchternheit zumindest zum Teil ablegen. Das hat nichts mit mangelndem Selbstvertrauen zu tun, eher mit gesundem Misstrauen gegenüber Unbekanntem.

Viele Kinder wollen in der Gruppe nicht auffallen und alles »richtig« machen. Obwohl sie zu Hause manchmal »die Sau rauslassen«, benehmen sie sich im Kindergarten oder bei anderen Familien zuvorkommend und wohl erzogen. Auch das zeugt nicht unbedingt von mangelndem Selbstvertrauen. Hier kommt ein »Schüchternheitsfaktor« ins Spiel, der die soziale Anpassung und die Selbstkontrolle erleichtert. Außerhalb der Familie kann das Kind die Regeln, die Sie ihm beigebracht haben, dadurch besser anwenden. Freuen Sie sich, wenn Ihr Kind sich trotz seiner Schüchternheit frei entfalten kann, sobald es sich wohl und sicher fühlt. Wenn aber auch nach einer Eingewöhnungszeit die Trennungsangst groß bleibt, das Kind kaum (oder gar nicht) mit anderen redet oder bei jeder Kleinigkeit in Tränen ausbricht, können Ängste oder mangelndes Vertrauen in die eigenen Fähigkeiten der Grund sein. Wie Sie Ihr Kind hier unterstützen können, lesen Sie ab Seite 111.

···› Friedfertigkeit und Bereitschaft zur Zusammenarbeit

Wenn Sie Ihrem Kind hier 20 Punkte und mehr geben, haben Sie ein besonders kooperatives, »pflegeleichtes« Kind. Vielleicht verstehen Sie gar nicht, dass einige Eltern Erziehung schwierig und anstrengend finden. Sind diese Eltern selbst schuld, weil sie so viele Fehler machen? So einfach ist das nicht. In einer Familie kann es durchaus vorkommen, dass das eine Kind besonders friedfertig, das andere aber extrem willensstark und jederzeit »zum Kampf bereit« ist. Eltern mit willensstarken Kindern kommen oft zur Beratung in meine Praxis. Sie berichten über heftige Krisen in ihrem Erziehungsalltag. Meiner Erfahrung nach sind bei diesem Thema die ersten vier Punkte des Fragebogens für Kinder besonders schwierig. Wenn Sie Ihrem Kind hier nur wenige Punkte geben, müssen Sie wahrscheinlich oft Krisen meistern. Wie Ihnen das besser gelingt, erfahren Sie ab Seite 50.

···› Schlafen, Essen, Sauberwerden

Hier spielt das Alter des Kindes eine wichtige Rolle. Besonders das nächtliche Trockenwerden ist selbst bei Sechsjährigen noch häufig ein Thema! Unabhängig von der Gesamtpunktzahl kann jedes einzelne Problem eine große Belastung für die ganze Familie sein: Wenn etwa das Ein- und Durchschlafen nicht klappen will, empfinden Sie Ihr Kind sicher als »eher schwierig«, obwohl es vielleicht vollständig sauber ist und auch das Essen ohne Stress verläuft. In jedem Fall geht es hier um körperliche Bedürfnisse Ihres Kindes. Damit müssen Sie besonders behutsam umgehen, denn in diesem Bereich weiß Ihr Kind tatsächlich selbst am besten, was es braucht. Konkrete Tipps finden Sie ab Seite 130.

So schätzen Sie sich selbst richtig ein

AUCH ELTERN HABEN IHRE STÄRKEN UND SCHWÄCHEN. Mit Hilfe dieses Fragebogens können Sie erkennen, in welchen Bereichen Sie selbst schon vieles gut machen und wo Sie noch an sich arbeiten können – wenn Sie wirklich ehrlich antworten. Interessant ist es, sich auch einmal vom Partner einschätzen zu lassen – stimmen die Antworten mit den selbst gegebenen überein?

HAND AUFS HERZ

Schätzen Sie sich selbst im Umgang mit Ihrem Kind ein

Bitte füllen Sie den Fragebogen aus und zählen jeweils die Punkte zusammen.

Wichtig: Bei den Themen »Klartext reden« und »Konsequent handeln« zählen die erreichten Punkte nur dann, wenn Ihre Anweisungen und Ihre Konsequenzen fair und durchdacht sind!

Selbstkontrolle

Wenn mein Kind sich unangemessen verhält ...

- (0) (1) (2) (3) ... behalte ich die Kontrolle über mich
- (0) (1) (2) (3) ... rede ich ruhig und bestimmt
- (0) (1) (2) (3) ... mache ich ihm das ohne verletzende Äußerungen klar
- (0) (1) (2) (3) ... kann ich danach auch schnell wieder vergeben und vergessen
- (0) (1) (2) (3) ... und ich zu heftig reagiert habe, entschuldige ich mich bei ihm

Summe: .....

(0) nie oder fast nie (1) manchmal (2) oft (3) sehr oft

Klartext reden

0 1 2 3 Bevor ich eine Konsequenz folgen lasse, ermahne ich mein Kind höchstens dreimal

0 1 2 3 Wenn ich ihm eine Grenze setze, rede ich eher wenig

0 1 2 3 Wenn mir wichtig ist, dass mein Kind etwas tut oder lässt, gebe ich klare Anweisungen

0 1 2 3 Wenn mein Kind bei einem Verbot oder einer Anweisung anfängt zu diskutieren, bleibe ich fest

Summe: .....

Konsequent handeln

0 1 2 3 Wenn mein Kind sich unangemessen verhält, reagiere ich sofort

0 1 2 3 Eine angekündigte Konsequenz setze ich auch in die Tat um

0 1 2 3 Wenn mein Kind meinen Aufforderungen nicht nachkommt, lasse ich Taten folgen

0 1 2 3 Wenn es sich über ein Verbot aufregt, bleibe ich trotzdem dabei

0 1 2 3 Ich mache ihm sehr deutlich klar, was erlaubt ist und was nicht

Summe: .....

Zuwendung geben

0 1 2 3 Wenn mein Kind sich normal verhält, schenke ich ihm von mir aus meine Aufmerksamkeit

0 1 2 3 Wenn ich mich über das Verhalten meines Kindes freue, sage ich es ihm

0 1 2 3 Ich zeige meinem Kind, dass ich ihm etwas zutraue

0 1 2 3 Ich biete meinem Kind Körperkontakt und Zärtlichkeit an

0 1 2 3 Ich sage meinem Kind, wie sehr ich es lieb habe

Summe: .....

0 nie oder fast nie 1 manchmal 2 oft 3 sehr oft

Auswertung: Wie ist es bei Ihnen?

Näheres zur Auswertung lesen Sie auf dieser und den folgenden Seiten.

Thema	Erstrebenswerte Mindestpunktzahl
Selbstkontrolle	10 Punkte
Klartext reden	8 Punkte
Konsequent handeln	10 Punkte
Zuwendung geben	10 Punkte

Selbstkontrolle üben

Können Sie vergeben und vergessen? Bleiben Sie ruhig? Behalten Sie die Kontrolle auch im Konflikt? Können Sie sich bei Ihrem Kind entschuldigen, wenn Ihnen das einmal nicht gelungen ist? Je mehr all das zutrifft, desto besser. Weniger als 10 Punkte sollten Ihnen dagegen zu denken geben. Beobachten Sie sich. Versuchen Sie, Ihren Punktwert zu erhöhen. Je impulsiver und willensstärker Ihr Kind ist, desto schwieriger ist die eigene Selbstkontrolle – und desto wichtiger: Ein willensstarkes Kind, das sich über alles Mögliche aufregt und wegen jeder Kleinigkeit »ausflippt«, braucht besonders dringend Eltern, die wie ein Fels in der Brandung Stürmen und Gewittern trotzen und ruhig bleiben.

Und wenn Ihnen gerade das wirklich schwer fällt? Wenn Sie der Meinung sind: »Ich kann nun mal nicht aus meiner Haut, ich rege mich einfach leicht auf!«? Sie sind erwachsen. Sie können Veränderungen bewusster und motivierter in Angriff nehmen als Ihr Kind. Mehr darüber lesen Sie ab Seite 59.

Klartext reden

Reden Sie so, dass Ihr Kind Ihnen zuhört? Bleiben Sie bei der Sache, statt sich auf Diskussionen einzulassen? Sollten Sie hier 8 oder mehr Punkte erreicht haben, sind Sie schon ziemlich gut im Klartextreden. Bei weniger Punkten versuchen Sie sich zu steigern. Wie das in den verschiedensten Konfliktsituationen umzusetzen ist, erfahren Sie ab Seite 54.

Konsequent handeln

Das konsequente Handeln ist die Fortsetzung vom Klartextreden. Wenn Reden allein nicht hilft, müssen die Eltern den Worten Taten folgen lassen, und zwar möglichst auf eine faire und vorhersehbare Art und Weise. Die Konsequenzen sollten in einem logischen Zusammenhang stehen zu dem, was das Kind gerade angestellt oder verweigert hat. Sagen Sie Ihrem Kind ganz klar, welche Regeln es bei Ihnen gibt? Reagieren Sie fair und konsequent, wenn es gegen eine Regel verstößt?

Wenn das noch nicht so gut klappt, arbeiten Sie daran. 10 Punkte sollten Sie mindestens anstreben. Die Fähigkeit zum konsequenten Handeln ist besonders wichtig, wenn Sie ein willensstarkes Kind haben, das unter allen Umständen alles selbst bestimmen will. Darüber lesen Sie mehr ab Seite 49.

Zuwendung geben

Sie wissen, wie wichtig es ist, auf das Positive zu achten, Ihrem Kind Ihre Zuneigung zu zeigen und es in seinem Selbstvertrauen zu stärken. Aber denken Sie immer daran? Mehrmals täglich? Zu viele Punkte können es hier gar nicht sein. Ihre Liebe und Zuwendung ist das, was Ihr Kind am dringendsten braucht. Damit können Sie Fehler in anderen Bereichen ausgleichen.

DAS WICHTIGSTE AUF EINEN BLICK

Mithilfe eines Fragebogens können Sie herausfinden, in welchen Bereichen Ihr Kind sich positiv verhält oder eher »schwierig« ist. Besonders wichtig sind:

- Soziale Fähigkeiten
- Ausdauer und Konzentration
- Selbstvertrauen
- Bereitschaft zur Zusammenarbeit
- Schlafen, Essen, Sauberwerden

Je mehr davon auf Ihr Kind zutrifft, desto krisenfester ist es.

Mit einem zweiten Fragebogen können Sie als Eltern Ihre eigenen Stärken und Schwächen im Umgang mit Ihrem Kind ermitteln. Eine besonders wichtige Rolle spielen dabei diese Fähigkeiten:

- Selbstkontrolle üben
- Klartext reden
- Konsequent handeln
- Zuwendung geben

Je mehr davon auf Sie zutrifft, desto krisenfester sind Sie selbst.

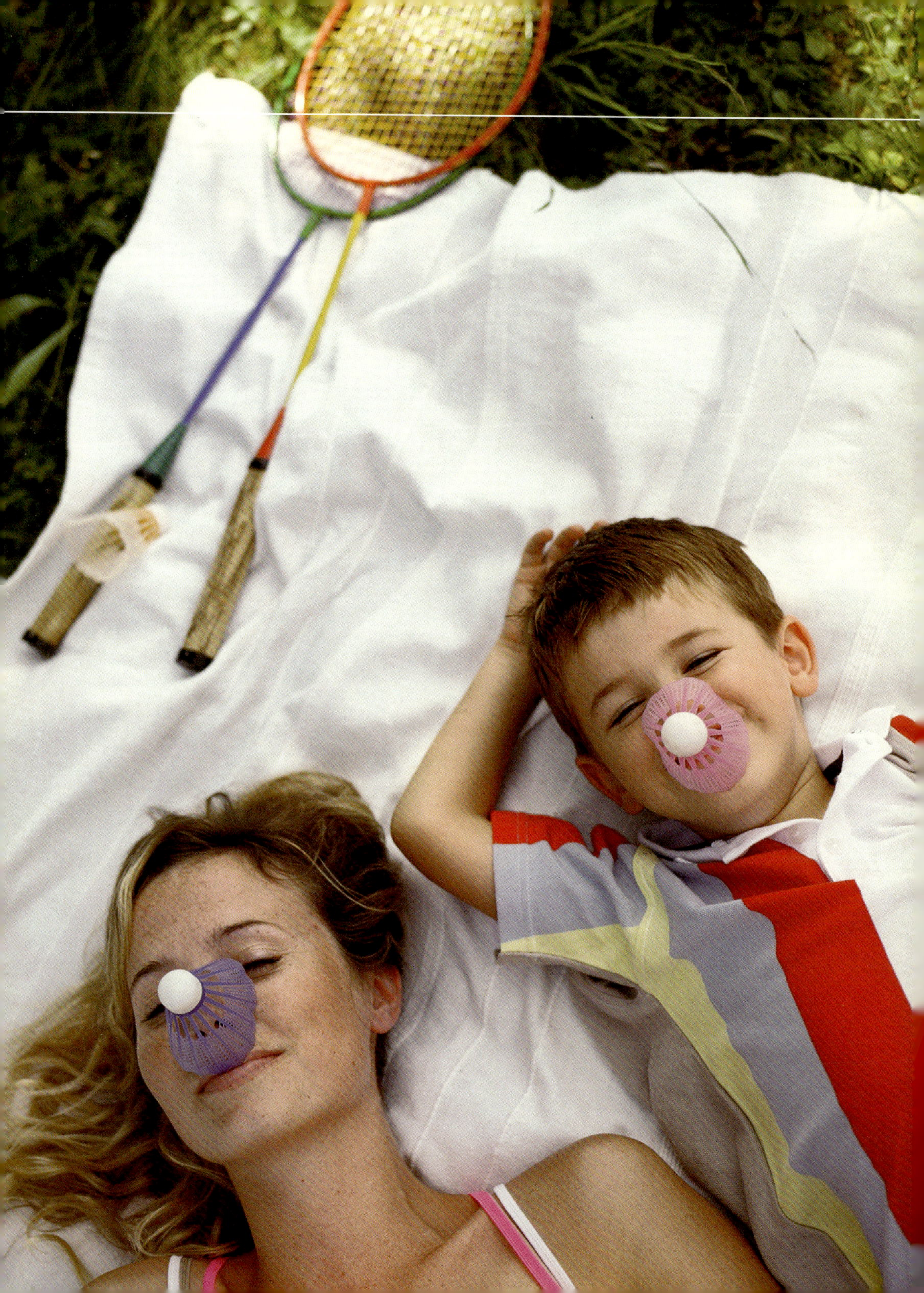

3.

Krisen meistern – aber wie?

Ist Ihr Kind ein kleiner Kämpfer? Ist es unruhig, unkonzentriert oder ängstlich? Gibt es Probleme mit dem Schlafen, Essen oder Sauberwerden? Hier erfahren Sie, wie Sie die unterschiedlichen Krisensituationen gemeinsam meistern.

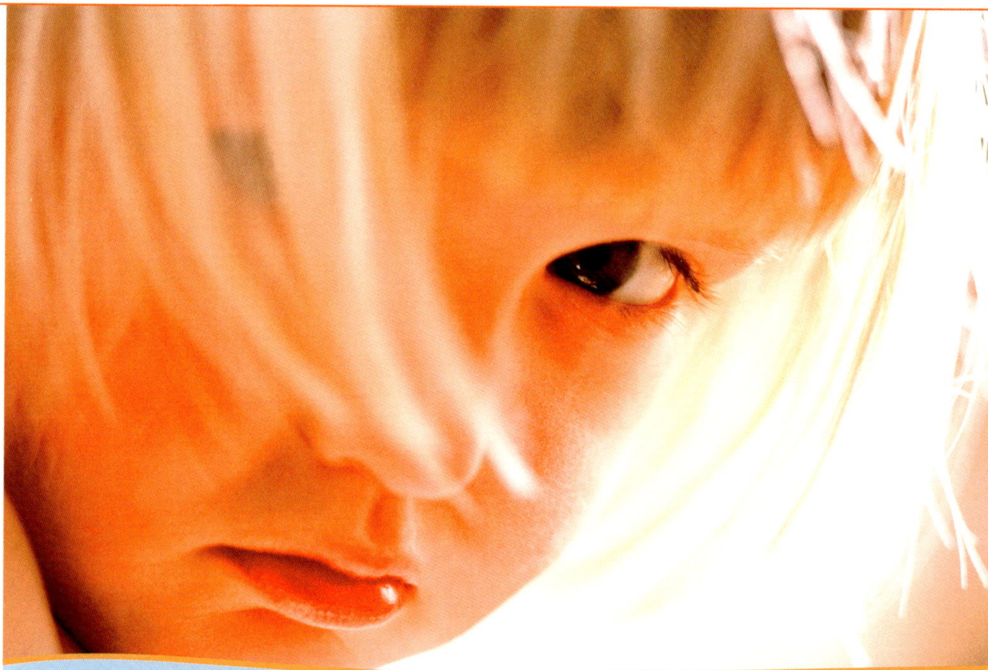

Krisen meistern mit **willensstarken Kindern**

»Ich will bestimmen!«

MANCHE KINDER MACHEN EINEM DIE ERZIEHUNG LEICHT. Wenn Sie Ihrem Kind im Fragebogen (Seite 36) beim Thema »Friedfertigkeit und Bereitschaft zur Zusammenarbeit« viele Punkte gegeben haben, gehört es dazu. Aus der »Ich-will-Kiste« kommt es von allein heraus. Sie müssen es höchstens gelegentlich daran erinnern. Auch mit der »Ich-muss-Kiste« hat es kein großes Problem. Manchmal wird ein bisschen gemault, aber letztlich tut Ihr Kind bereitwillig, was notwendig ist, auch wenn es mal keine Lust hat. Krisen sind mit so einem Kind selten. Eltern machen dadurch viel weniger Fehler. Und wenn sie welche machen, ist es nicht so schlimm. Das Kind regelt die wichtigsten Dinge selbst.

Für willensstarke, oppositionelle Kinder gilt das Gegenteil. Zwar kann sich Willensstärke später zu etwas sehr Positivem entwickeln: Man braucht sie, um ein langfristiges Ziel trotz vieler Hindernisse zu erreichen. Jüngere Kinder haben aber noch keine sinnvollen langfristigen Ziele – sie wollen alles, und zwar sofort. Dafür gehen manche mit dem Kopf durch die Wand, bleiben stur, kämpfen um jede Kleinigkeit. Ihr Lieblingswort ist »nein«. Ihre Lieblingssätze: »Ich will nicht!« und »Ich will aber!« Sie können nicht ertragen, dass etwas anders läuft, als sie sich das so dachten. Deshalb hassen sie unerwartete Veränderungen. Sie können es nicht ausstehen, wenn sie verlieren oder ihnen etwas nicht gelingt. Sie hassen es, wenn ihnen jemand etwas vorschreibt. Solange sie selbst das Kommando haben und über andere bestimmen können, ist für sie alles in Ordnung. Sobald sich aber jemand widersetzt und womöglich Anforderungen stellt, ist der Spaß vorbei. Dann wird getestet, was das Zeug hält: »Mal sehen, ob ich mich nicht doch durchsetzen kann.« Eltern sind oft in der Rolle des Spaßverderbers: Ständig müssen sie ihr Kind aus der »Ich will-Kiste« in die »Ich-muss-Kiste« holen.

Willensstarke Kinder zu erziehen ist eine Herausforderung. Die Erziehungsmaßnahmen gehen oft nach hinten los. Noch anstrengender wird es, wenn zu dem ständigen »Nein!« noch Wutausbrüche kommen oder ein Kind körperlich aggressiv wird. Auch bei Streitigkeiten unter Geschwistern geht es meist um das Thema »Ich will bestimmen!«. Wie Sie die unvermeidbaren Krisen zusammen mit Ihrem Kind meistern können, erfahren Sie in diesem Kapitel.

»Was du sagst, mach ich noch lange nicht!«

Oppositionelles Verhalten

WELCHE MÖGLICHKEITEN HABEN ELTERN, mit oppositionellem, widerspenstigem Verhalten ihrer Kinder umzugehen? Es sind immer wieder ähnliche Lösungsmuster zu beobachten – die meisten davon funktionieren allerdings nicht besonders gut. Drei solche Muster stelle ich Ihnen nun vor. Dann erfahren Sie, welchen Lösungsweg ich Ihnen empfehlen kann.

Erst kämpfen, sich zuletzt durchsetzen

Paul ($3^1/_2$) will bestimmen. Weil er irgendetwas nicht durfte, hat er aus Wut in die Hose gemacht und verlangt nun in einem sehr fordernden, unangemessenen Tonfall, dass die Mutter ihn umzieht und ihn die Treppe hinaufträgt. Er schreit sie an und quengelt. Seine Mutter bleibt ruhig und sagt ganz sachlich: »Rede bitte freundlich mit mir.« Diese Bitte kommt bei Paul aber nicht an. Er quengelt und schreit weiter. Deshalb versucht seine Mutter es mit mehr Nachdruck: »Ich möchte, dass du freundlich mit mir redest. Mit diesem Tonfall bin ich nicht einverstanden.« Sie wiederholt diese klare Aufforderung mehrmals. Auch das hilft nicht. Schließlich fängt sie an zu diskutieren: »Du musst es endlich mal kapieren: Solange du so herumknatschst, mache ich gar nichts für dich. Wenn du willst, dass ich dir helfe, musst du dich erst mal anständig benehmen.« Jetzt fängt Paul an, seine Mutter zu beschimpfen: »Du bist eine blöde Mama! Du bist so gemein! Nie hilfst du mir!« Dabei haut er mit den Fäusten wild gegen ihre Beine.

Ende mit Schrecken

Pauls Mama konnte sich bis jetzt beherrschen, aber nun wird es zu viel. Sie wird lauter, schreit ihren Sohn an und droht ihm: »Wenn du jetzt nicht endlich aufhörst, wirst du sehen, was du davon hast! Dann bringe ich dich in dein Zimmer und mache die Tür zu!« Da auch das nicht hilft, packt sie ihn schließlich und zerrt ihn wie angekündigt ins Zimmer. Paul brüllt dort noch eine Weile weiter. Dann beruhigt er sich und zieht sich endlich selbst trockene Sachen an. Aber seine Mutter ist fertig mit den Nerven. Das Ganze hat sich mehr als eine halbe Stunde hingezogen. Statt »Ende gut, alles gut« gibt es hier nur ein Ende mit Schrecken.

Was ist passiert?

Schauen wir uns die Situation noch einmal genauer an. Was spielt sich zwischen Paul und seiner Mama ab? Wie reagiert sie auf sein Kämpfen und sein »Bestimmenwollen«?

Pauls Mutter hat versucht, ihren Sohn aus der »Ich-will-Kiste« zu holen. Sie verlangt von ihm, dass er freundlich mit ihr redet. Aber das will Paul nicht. Er wird noch wütender und fängt erst recht an zu kämpfen. Er lässt ein »Gewitter« los, wie es auf Seite 27 beschrieben wurde. Die Situation eskaliert, wie die Grafik unten zeigt.

Ganz ohne Gewitter geht es bei einem willensstarken Kind nicht. Paul kann sich nicht so ohne weiteres damit abfinden, wenn etwas nicht nach seiner Nase geht. Er **muss** kämpfen.

MUTTER	KIND verhält sich unangemessen
bittet →	ignoriert
fordert →	ignoriert
wiederholt →	ignoriert
erinnert →	ignoriert
diskutiert →	ignoriert
schreit →	beschimpft
droht →	schreit, haut
handelt (bringt es ins Zimmer) →	beruhigt sich

Gewitter mit Folgen

An seinem Temperament kann Pauls Mutter nichts ändern. Es ist schwer für sie, das zu akzeptieren. Sie kann aber entscheiden, wie sie mit dem Gewitter umgeht! In unserem Beispiel stellt sie sich mit hinein – und steuert am Ende selbst Blitze und Donner bei.

Sie hat es zwar geschafft, ihn aus der »Ich-will-Kiste« in die »Ich-muss-Kiste« zu holen. Aber sie ist danach sehr erschöpft und hat außerdem ein schlechtes Gefühl, weil sich alles wieder so aufgeschaukelt hat. Paul ist auch erschöpft. Er fühlt sich von seiner Mama ungerecht und gemein behandelt.

In der ganzen Zeit, bevor etwas Wirkungsvolles passiert ist, hat Paul viel Aufmerksamkeit für sein unangebrachtes Verhalten bekommen. Am Schluss hat seine Mutter sich zwar durchgesetzt, aber der Preis war sehr hoch.

Erst kämpfen, zuletzt genervt nachgeben

Manchmal hat Pauls Mama in solchen Situationen auch einfach nicht mehr genug Kraft, um schließlich konsequent zu handeln. Dann gibt sie nach mehr oder weniger langem Kampf genervt nach. In diesem Fall bleibt Paul nach dem Gewitter in der »Ich-will-Kiste«. Seine Mutter trägt ihn hoch und zieht ihn um, als ob er ein Baby wäre, so wie er es verlangt hat.

Wie weit kann ich gehen?

Willensstarke Kinder wie Paul erleben oft, dass ihre Eltern genervt nachgeben. Das hat Folgen. Es ermutigt ein Kind, immer weiter zu testen. Wenn die Eltern zwar viel reden, aber selten oder gar nicht handeln, lernt ihr Kind etwas ganz Bestimmtes daraus: dass sich respektloses Reden, Schimpfen und Schlagen letztlich auszahlen. Dass es damit das erreichen kann, was es sich in den Kopf gesetzt hat. Dass es über andere einfach bestimmen kann und dass es bekommt, was es will.

Wie weit kann ich gehen?
So weit ich will.
Was passiert, wenn ich mich nicht an Regeln halte?
Gar nichts.
Wer gewinnt?
Ich.

Das zu lernen wäre nicht gut für Paul. Es ist nicht das, was er wirklich braucht. Jetzt nicht und später auch nicht.

Macht und Strenge einsetzen

Pauls Vater hat seine eigene Methode, mit dem Verhalten seines Sohnes umzugehen. Er arbeitet viel, und wenn er mal zu Hause ist, möchte er Ruhe und Harmonie. Er wirft seiner Frau oft vor, nur durch ihre »inkonsequente Erziehung« sei Paul so widerspenstig. Aber auch bei ihm macht Paul nicht, was er soll. Pauls Vater fängt dann sofort an zu schimpfen: »Was soll das jetzt wieder? Kannst du nicht hören?« Paul mault weiter. Papa wird nun richtig laut: »Jetzt reicht es mir! Sofort ab in dein Zimmer!« Paul denkt nicht daran und heult noch lauter. Sein Vater explodiert. Er packt seinen Sohn, haut ihn ein paar Mal auf den Po, schubst ihn in sein Zimmer und knallt die Tür hinter ihm zu: »Wage nicht, wieder herauszukommen!« Paul weint erst noch heftiger, beruhigt sich aber irgendwann.

Hier ist das Gewitter kurz, aber besonders heftig. Paul fühlt sich dabei klein und hilflos. Das Schreien und Schlagen macht ihm Angst. Oder dient ihm als Vorbild … Paul bekommt in solchen Situationen zwar nicht seinen Willen. Aber er bekommt auch nicht, was er braucht. Er wird nicht fair behandelt, sondern bestraft. So lernt er nicht, Verantwortung für sein Handeln zu übernehmen.

Ruhig reden und konsequent handeln

Wie könnte denn eine empfehlenswerte Lösung aussehen? Gut wäre, wenn Pauls Eltern sich nicht mit ins Gewitter ziehen lassen, sondern sich sozusagen abseits unter einen Schirm stellen – wie in dem Bild auf Seite 28. Paul sollte allein im Regen stehen und selbst entscheiden, ob er lieber ins Trockene gehen will.

Warum viel Reden oft wenig hilft

Es ist ein Irrtum zu glauben: Wenn kurzes Reden nicht hilft, muss ich eben länger reden. Willensstarke Kinder denken: »Liebe Eltern, ich habe gehört, was ihr **sagt**. Aber ich will doch mal wissen, was ihr **tut**, wenn ich es einfach nicht mache. Das ist total spannend. Das muss ich unbedingt testen.« Auch ein »Nein« ist für ein willensstarkes Kind noch lange kein Signal zum Aufhören, sondern eher eine Aufforderung zum Testen: »Und wenn ich es trotzdem tue? Was dann wohl passiert?« Willensstarke Kinder sind kleine Sozialwissenschaftler. Viele hätten bei »Jugend forscht« einen Preis verdient, weil sie immer wieder erproben, wie weit sie gehen und was sie alles erreichen können.

Ihre Eltern stehen auf verlorenem Posten, wenn sie darauf bauen, sie mit Argumenten zur Einsicht zu bringen.

Friedfertige Kinder kann man sehr gut mit Argumenten überzeugen. Willensstarke nicht. Sie lernen nur aus Folgen.

Wie könnte es funktionieren?

Willensstarke Kinder brauchen eine Kombination von kurzem Reden und effektivem Handeln. In unserem Beispiel könnte das so aussehen, wie ich es in meiner Praxis mit Pauls Mutter besprochen habe (siehe Grafik unten).

Es beginnt wie gehabt: Paul redet respektlos mit seiner Mutter. Zunächst sagt sie ihm genau, was sie von ihm will: »Paul, rede freundlich mit mir. Wir gehen freundlich miteinander um, das weißt du.« Wenn Paul weiter schimpft und fordert, kann sie den Satz noch einmal, höchstens zweimal wiederholen.

Wenn es nicht hilft, stellt sie ihn vor die Wahl: »Paul, du kannst aussuchen: Rede freundlich mit mir – dann helfe ich dir. Oder du schimpfst weiter – dann musst du in dein Zimmer gehen und alles allein machen.« Anschließend fragt sie ihn nach seiner Entscheidung: »Möchtest du, dass das passiert?«

Oft antwortet er: »Nein, ich will nicht in mein Zimmer!« Dann fragt seine Mutter: »Was musst du dann jetzt tun?«

Manchmal kriegt Paul in diesem Moment doch noch die Kurve. Er schafft es, mit dem Quengeln und Fordern aufzuhören, und redet normal. Aber wenn er stur bleibt?

Dann handelt seine Mutter seit einiger Zeit sofort. Sie tut genau das, was sie gesagt hat, und bringt ihn in sein Zim-

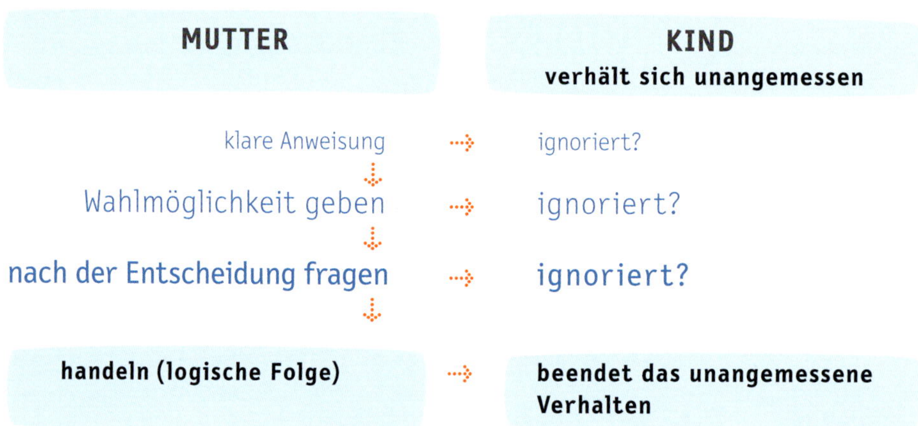
MUTTER
KIND
verhält sich unangemessen
klare Anweisung
ignoriert?
Wahlmöglichkeit geben
ignoriert?
nach der Entscheidung fragen
ignoriert?
handeln (logische Folge)
beendet das unangemessene Verhalten

HAND AUFS HERZ

Wie gehen Sie mit Gewittern um?

- ◯ Ich setze mich auf jeden Fall durch, notfalls mit Anschreien und Hauen.
- ◯ Ich stelle mich mit ins Gewitter und gebe am Ende nach.
- ◯ Ich stelle mich mit ins Gewitter, setze mich aber am Ende durch.
- ◯ Ich stelle mich nicht mit ins Gewitter, sondern gebe eine klare Anweisung, biete meinem Kind eine Wahlmöglichkeit an und tue dann genau das, was ich sage.

mer, notfalls mit sanfter Gewalt. Sie sorgt dafür, dass er so lange dort bleibt, bis er sich beruhigt hat. Sobald er zwei Minuten lang ruhig war, kann er herauskommen. Umziehen muss er sich in jedem Fall allein.

Auf diese Weise lernt Paul, Verantwortung für sich selbst zu übernehmen. Er muss eine Entscheidung treffen. Wenn er die Kurve noch kriegt, hat er die Lösung selbst gefunden. Das ist ein gutes Gefühl.

Vielleicht beruhigt sich Paul in seinem Zimmer auch nicht so schnell. Das macht nichts. Seine Mutter hat ihn fair behandelt. Paul hat sich entschieden, weiter respektlos zu reden, und muss nun die logische Konsequenz tragen. Nur daraus kann er lernen.

Pauls Mutter hat damit sehr gute Erfahrungen gemacht. Natürlich will Paul immer noch bestimmen. Er fängt immer noch regelmäßig an zu schimpfen, zu quengeln oder zu schreien, wenn ihm etwas nicht passt. Aber es gibt keine langen Kämpfe mehr. Und immer öfter ist Paul am Ende doch bereit zur Zusammenarbeit. Dann gibt es zwei Gewinner: Paul und seine Mama.

Konsequent handeln – aber wie?

Es gibt eine Voraussetzung für Konsequenz: Ihr Kind muss wissen, was es darf und was es nicht darf. Es muss die wichtigsten Familienregeln kennen. Und die müssen Sie erst einmal festlegen. Das ist Ihre Verantwortung, die Ihnen niemand abnehmen kann. Als Richtschnur können Ihnen dabei die folgenden Fragen dienen:

- Was braucht mein Kind?
- Was hilft ihm, später sein Leben zu meistern?
- Worauf sollte es lernen Rücksicht zu nehmen?

Daraus ergeben sich Spielregeln für den Umgang mit anderen, für das Einhalten der täglichen Routine und für die Erfüllung von Pflichten und Aufgaben, um einige wichtige Beispiele zu nennen. Es ist sehr hilfreich, wenn Sie Ihrem Kind die Regeln deutlich machen. Ihnen und Ihrem Kind sollte klar sein, welche Konsequenz folgen wird, wenn es eine Regel nicht einhält. Ihre Konsequenzen sollten fair und durchdacht sein.

Logische Konsequenzen wählen

Unangemessenes Verhalten Ihres Kindes richtet sich gegen Erwachsene, andere Kinder oder Gegenstände. Oder es hat etwas mit einer Grenzüberschreitung bei einer Aktivität zu tun. Eine logische Konsequenz bedeutet ganz einfach Trennung: von genau der Person, der Sache oder der Aktivität, bei der sich das Kind unangemessen verhalten hat. Oder von einer angenehmen Beschäftigung, solange eine unangenehme Aufgabe noch nicht erledigt ist.

Konsequenzen direkt folgen lassen

Die Konsequenz sollte direkt auf das unangemessene Verhalten folgen. Nur so sieht Ihr Kind den Zusammenhang.

Eine zeitliche Begrenzung setzen

Eine angemessene Zeitbegrenzung macht eine Konsequenz fair und vorhersehbar. Ohne Begrenzung kann sie sich leicht in eine willkürliche Strafe verwandeln. Ein weiterer Vorteil: Das Kind bekommt eine zweite Chance und kann so direkt aus den Folgen lernen.

Konsequenzen zuverlässig anwenden

Kündigen Sie nur das an, was Sie dann auch tun. Einigen Sie sich mit Ihrem Partner: Was der eine tut, sollte auch der andere umsetzen. Wenden Sie die Konsequenz beim entsprechenden Verhalten Ihres Kindes jedes Mal an, wenn nötig mehrmals am Tag. Was Sie dieses Mal tun, tun Sie auch beim nächsten Mal.

Vergeben und vergessen

Wenn Ihr Kind die Konsequenz akzeptiert und sich selbst beruhigt hat, nehmen Sie es wieder mit offenen Armen auf. Zeigen Sie ihm, dass Sie ihm zutrauen, beim nächsten Mal eine bessere Wahl zu treffen. Aber bedenken Sie: Ein willensstarkes Kind braucht viele Chancen, bevor es sich für Zusammenarbeit statt für Opposition entscheidet.

WAS WIRKT

Konsequentes Verhalten der Eltern

Verhalten des Kindes	Konsequenz	Trennung
Dani (6) verlässt mit ihrem Fahrrad die Spielstraße	Sie darf für die nächsten drei Tage nicht allein mit dem Fahrrad nach draußen	vom Fahrrad (Gegenstand)
Samuel (4) weigert sich aufzuräumen	Die herumliegenden Spielsachen werden für ein bis zwei Wochen aus dem Verkehr gezogen	von den Spielsachen (Gegenstand)
Felix (5) schreit seinen Vater respektlos an	Er muss für einige Minuten allein in ein anderes Zimmer	vom Vater (Person)
Teresa (3) ärgert andere Kinder auf dem Spielplatz	Sie muss einige Minuten lang neben Mutter oder Vater auf der Bank sitzen	von den anderen Kindern (Person)
Till (2) läuft weg	Er muss einige Minuten lang an der Hand bleiben	von der Möglichkeit, frei zu laufen (angenehme Aktivität)
Nuria (4) trödelt abends vor dem Zubettgehen	Die Gutenachtgeschichte fällt entsprechend kürzer aus	vom Vorlesen (angenehme Aktivität)
Manuel (7) weigert sich, seine Hausaufgaben zu erledigen	Erst wenn die Aufgaben erledigt sind, darf er sich verabreden oder draußen spielen	vom Verabreden (angenehme Aktivität)
Daniel (6) sitzt ohne Erlaubnis vor dem Fernseher	Er darf an dem Tag nicht mehr fernsehen	vom Fernsehen (angenehme Aktivität)

WAS WIRKT

Eine besonders bewährte Konsequenz: die Auszeit

Wenn Kinder »ausrasten«, ist die Auszeit oft die einzig wirksame Konsequenz.

- Die Eltern legen fest, bei welchem Verhalten sie eine Auszeit folgen lassen, und sagen das dem Kind.
- Sie bestimmen einen Auszeit-Raum (etwa Kinderzimmer oder Flur).
- Die Eltern bringen das Kind in den Auszeit-Raum und sorgen dafür, notfalls durch Schließen (nicht Abschließen!) oder Zuhalten der Tür, dass das Kind den Raum nicht verlässt. Die Auszeit ist immer mit einer Zeitbegrenzung verbunden: Eine Minute Dauer pro Lebensjahr reicht.
- Die Eltern machen alle ein bis zwei Minuten ein Friedensangebot. Sie öffnen die Tür und fragen: »Ist es wieder gut, oder muss ich die Tür noch mal zumachen?«
- Die Auszeit wird beendet, wenn das Kind sich selbst beruhigt hat und die vorher festgelegte Zeit abgelaufen ist.
- Wenn es nötig ist, wird die Auszeit wiederholt.

Vier-Fragen-Technik: Anleitung zum Mitdenken für Kinder

Wenn Ihr Kind Ihre Regeln genau kennt und die Konsequenzen vorhersehen kann, hilft diese Technik besonders gut. Auch wenn es nicht selbst antwortet, muss es auf jeden Fall mitdenken und findet so leichter eine Lösung.
Wenn Ihr Kind eine Regel verletzt, stellen Sie ihm nacheinander diese vier Fragen:

1. Wie heißt die Regel?
Wenn das Kind nicht antwortet, geben Sie die Antwort selbst.

2. Was wird gleich passieren?
Wenn das Kind nicht antwortet, geben Sie die Antwort selbst.

3. Möchtest du, dass das passiert?
Wenn das Kind »ja« sagt oder nicht antwortet, setzen Sie die Konsequenz. Wenn Ihr Kind »nein« antwortet, fragen Sie weiter.

4. Was kannst du jetzt anders machen?
Wenn das Kind nicht antwortet, setzen Sie die Konsequenz. Wenn es selbst die Lösung findet und sich entsprechend verhält, wird es gelobt.

»Ich flipp aus!«

Impulsives Verhalten

IMPULSIVES VERHALTEN, also Wutanfälle und Trotzreaktionen, gehören zu den »ganz normalen Krisen in den ersten Lebensjahren«. Das sagt Remo Largo, der Schweizer Professor für Kinderheilkunde (siehe Seite 155). Zumindest gilt das für das Alter zwischen zwei und vier Jahren. Aber auch »ganz normale« Krisen müssen gemeistert werden. Das ist umso schwieriger, wenn die Wutanfälle mit zunehmendem Alter nicht verschwinden, sondern bleiben oder sogar stärker werden. Dann sind sie nicht mehr »ganz normale Krisen«, sondern eine zugespitzte Form des oppositionellen Verhaltens, wie es im letzten Abschnitt beschrieben wurde.

Trotzanfälle bis zum 4. Jahr

Marlene war noch nicht einmal zwei, als ihre Wutanfälle anfingen. Sie konnten jederzeit auftreten: Wenn sie etwas nicht sofort bekam, wenn sie etwas nicht tun durfte, wenn ihr etwas nicht gelang. Sie schmiss sich auf den Boden und brüllte. Oder sie hing ihrer Mama schreiend am Rockzipfel. Marlene war hartnäckig. Ihre Wutanfälle konnten mehrmals am Tag auftreten. Und, was schlimmer war: Sie konnten bis zu zwei Stunden dauern. Ihre Eltern waren hilflos. Was sie auch versuchten, Marlene war nicht zu beruhigen – es sei denn, sie bekam sofort ihren Willen. »Ganz normale Krisen«? Marlenes Eltern hätten darüber nur müde gelächelt.

Tatsächlich waren Marlenes Wutanfälle normal und altersgerecht. Sie kamen nur öfter vor, waren heftiger und dauerten länger als bei anderen Kindern. Das lag zum einen an Marlenes Temperament. Es gehört schon eine Menge Power dazu, zwei Stunden zu brüllen, nur weil es beispielsweise kein zweites Eis gibt. Zum anderen lag es daran, dass ihre Eltern nicht richtig wussten, wie sie mit dem ständigen Geschrei umgehen sollten. Ab und zu gaben sie nach, ab und zu versuchten sie Marlene abzulenken, ab und zu wurden sie ungeduldig und laut. Aus dieser Mischung konnte Marlene nichts Hilfreiches lernen.

Fast zwei Drittel der Kinder in diesem Alter haben heftige Trotzanfälle, wie eine Münchner Studie ergeben hat. Das spiegelt sich auch im Sprachgebrauch wider: Die Schwaben etwa sagen »Rotz- und Trotzalter«. Im Englischen gibt es den Ausdruck »terrible two«.

Was bringt unsere Zweijährigen nur so aus der Fassung?
Vielleicht überrascht es Sie: Die Wut ist ein Beweis für den sich entwickelnden Verstand. Wut ist immer die Folge von Frust: »Ich will – aber ich darf nicht« oder »Ich muss – aber ich will nicht«. Dazu kommt noch: »Ich will – aber ich kriege es nicht hin.« Ein ganz wichtiger Meilenstein in der kindlichen Entwicklung ist die Selbsterkenntnis. Bevor ein Kind denken kann »Ich will …«, muss es verstanden haben: »Ich bin ich.« Dies entwickelt sich nach und nach zwischen dem 18. und dem 36. Monat. Irgendwann in dieser Zeit kann sich das Kind zum ersten Mal selbst im Spiegel erkennen. Irgendwann gebraucht es in seiner Sprache das Wort »ich«. Nun beginnt es zu testen: »Was kann ich bewirken?« Es probiert gezielt etwas aus und erwartet ein Ergebnis – wie ein kleiner Wissenschaftler. Ist das nicht eine tolle Leistung für ein zweijähriges Kind?

Nun tritt das erwartete Ergebnis aber nicht ein. Welche Katastrophe! Gerade eben hat das Kind entdeckt, dass es die ganze Welt bewegen kann, und nun kommt ihm irgendetwas oder irgendjemand in die Quere! Das ist für das Kind keine Kleinigkeit, sondern eher ein Weltuntergang. Wenn das kein Grund zum Ausrasten ist!

Natürlich hat das Kind auch vorher oft geweint, wenn etwas anders gekommen ist als erwartet, etwa wenn es plötzlich allein in seinem Bett schlafen sollte statt wie gewohnt auf Mamas Arm. Es konnte aber noch nicht gezielt etwas ausprobieren oder testen. Das kann ein Kind erst ab einem Alter von etwa zwei Jahren. Es weiß jetzt genau, was es will. Es handelt zielgerichtet und setzt all seine Möglichkeiten ein, sein Ziel zu erreichen. Leider hat es noch nicht so viele Möglichkeiten. Es kann noch nicht so gut sprechen. Und es kann sich noch nicht in andere hineinversetzen. Es kann die Welt nur aus dem eigenen Blickwinkel sehen: »Ich bin der Mittelpunkt der Welt! Alles muss sich um mich drehen!« Und wenn das mal nicht der Fall ist, empfindet es das als eine ganz große Katastrophe. Das Kind versteht buchstäblich die Welt nicht mehr und muss sich furchtbar aufregen.

Wutanfälle sind anstrengend, gehören aber zur **Ich-Entwicklung** des Kindes

Erinnern Sie sich an das Erziehungskisten-Modell aus dem ersten Kapitel (ab Seite 23)? Ein Trotz- oder Wutanfall ist vergleichbar mit einem besonders heftigen Gewitter mit Weltuntergangs-Stimmung, Donner, Blitz, sintflutartigen Regenfällen. Der Frust muss raus! Hier einige hilfreiche Regeln für den Umgang damit:

Nicht persönlich nehmen!

In diesem Gewitter haben Sie gar nichts zu suchen! Ihr Kind hat zwar gezielt versucht, seinen **Willen** zu bekommen. Aber seine **Wut** ist noch nicht zielgerichtet, sondern einfach Folge seines Misserfolgs oder seiner Frustration. Dass Sie sie abkriegen, ist eher Zufall. Unterstellen Sie Ihrem Kind bitte nicht, dass es Sie ärgern will! Es kann in diesem Alter noch gar nicht absichtlich jemanden ärgern, weil es sich noch nicht in andere hineinversetzen kann. Dass Sie sich während seines Wutanfalls nicht gut fühlen, kann Ihr Kind noch nicht verstehen.

Dieses Wissen macht Sie souverän. Das Geschrei und Getrampel Ihres Kindes kann Ihnen auf die Nerven fallen, aber es kann Sie nicht kränken und verletzen. Sie brauchen sich nicht schuldig oder als »unfähige Mutter« zu fühlen. Sie können lächelnd oder zumindest gelassen in seiner Nähe bleiben. Sie können in freundlichem, ruhigem Ton mit ihm sprechen, statt Ihrerseits wütend und gereizt zu reagieren. Sie können Ihrem Kind zeigen, dass Sie es mit seinen Wutanfällen annehmen, dass Sie Verständnis für seinen »Weltschmerz« haben, etwa mit den Worten: »Mein armer kleiner Schatz. Musst du dich so aufregen. Du hast es richtig schwer.«

Nicht zu viel Beachtung schenken!

Die Heftigkeit und Häufigkeit des »Gewitters« hat nicht nur mit dem Temperament des Kindes zu tun: Wie die Eltern darauf reagieren, bleibt ebenfalls nicht ohne Folgen. Marlenes Eltern schwankten zwischen Trösten, Schimpfen und Nachgeben. Marlene hatte nicht selten Vorteile durch ihre Ausraster, weil sie am Ende zum Beispiel doch noch ihr Eis bekam. Als clevere kleine Forscherin hatte sie das schnell heraus. Nach und nach setzte sie ihre Wutanfälle gezielt ein, als Trumpfkarte im Kampf gegen ihre Eltern. Bei Marlene verschwanden die Wutanfälle nicht im Laufe des vierten Lebensjahres. Im Gegenteil. Sie wurden eher schlimmer. Marlenes Eltern hätten gut daran getan, sich vor der Lautstärke und Hartnäckigkeit der Wutanfälle zu schützen. Stattdessen gaben sie oft genervt und erschöpft nach. Das war keine gute Idee.

Wenn Ihr Kind auf freundliches Reden oder Hilfsangebote nicht reagiert, lassen Sie es besser mit seiner Wut allein: Verlassen Sie einfach das Zimmer. Wenn das Kind hinterherkommt, weil es Publikum für seine Wut braucht, bietet sich als logische Konsequenz die Auszeit an (siehe Seite 58).

Versöhnen Sie sich mit Ihrem Kind

Wenn Ihr Kind sich beruhigt hat, ist ein kurzes Versöhnungsritual hilfreich: Nehmen Sie es in den Arm und sagen Sie etwas Aufmunterndes: »Jetzt ist alles wieder gut. Da bin ich aber froh.«

Impulsives Verhalten ab 4 Jahren

Bei den meisten Kindern nehmen die Wutanfälle vom vierten Lebensjahr an allmählich ab. Sie können ihre Bedürfnisse nun sprachlich besser ausdrücken. Sie lernen zu verhandeln und mehrere Lösungswege auszuprobieren. Und sie beginnen auch an andere zu denken: Ihr Kind kann sich nun vom Standpunkt eines anderen aus betrachten. Es kann überlegen: »Was die Mama jetzt wohl denkt?« Es bekommt mit, ob es jemandem gut oder schlecht geht. Es kann Rücksicht nehmen. Es kann Schein und Wirklichkeit unterscheiden.

Allerdings werden noch einige Jahre vergehen, bis es wie ein Erwachsener über sich selbst nachdenken kann. Erst im Grundschulalter lernt Ihr Kind sein Handeln kritisch zu bewerten und ins Verhältnis zu allgemeinen Regeln zu setzen. Indirekte sprachliche Botschaften wie Sprichwörter, Wortspiele, Andeutungen, Ironie kann es nun allmählich verstehen. Selbstgespräche werden immer wichtiger: Ihr Kind denkt, bevor es handelt, und greift dabei auf Lernerfahrungen zurück. Es kann sich Ziele setzen: für etwas sparen, lernen oder üben. Ein Wunsch muss nicht mehr sofort erfüllt werden. Ihr Kind kann jetzt warten – und sich auf etwas freuen. Es kann planen und organisieren.

Manche Kinder bleiben impulsiv

Es dauert unterschiedlich lange, bis Kinder diese Entwicklungsschritte durchlaufen haben. Bei einigen ist es mit acht, bei anderen mit zwölf Jahren so weit. Einige bleiben sehr impulsiv. Zwei Seelen scheinen in ihrer Brust zu wohnen: Zwar machen auch sie all diese Fortschritte. Manchmal klappt auch bei ihnen alles wunderbar. Aber oft klappt gar nichts. Alles Gelernte scheint vergessen.

Ein wichtiger **Lernschritt:** an die **Zukunft** denken und dafür auf die **Vergangenheit** zurückgreifen

Marlene gehört zu den Kindern, bei denen mit Ende des Trotzalters nicht alles vorbei war. Mit sieben hatte sie immer noch mehrmals am Tag Wutanfälle. Die Anlässe waren unvorhersehbar. Meist ging es um Kleinigkeiten: Wenn sie sich morgens anziehen sollte, wenn sie das Geschirr vom Tisch abräumen oder ihre Hausaufgaben erledigen sollte, wenn sie bei einem Spiel nicht bestimmen durfte oder zu verlieren drohte: Marlene fing an zu schreien und zu toben und ihre Eltern und ihren kleinen Bruder zu beschimpfen.

Impulsiven Kindern wie Marlene fallen einige Dinge unglaublich schwer:

- Das eigene Handeln kritisch bewerten? Keine Zeit. Im Zweifelsfall sind immer die anderen schuld.
- Warten? Auf keinen Fall! Ich muss gewinnen und immer Erster sein.
- Langfristige Ziele setzen? Bloß nicht. Die Zukunft ist unendlich weit weg. Ich will jetzt das tun, was ich will.
- Erst denken, dann handeln? Das dauert zu lange: Lieber draufloshandeln. Nachgedacht wird hinterher – wenn überhaupt.
- An andere denken? Vielleicht später, aber jetzt bin ich erst mal dran.
- Nachdenken und Bewerten von Frust und Misserfolg? Geht nicht! Die Wut muss raus, und zwar jetzt sofort und ungebremst!

Gefangen in der Gegenwart

Sie merken: »Jetzt« wird bei impulsiven Kindern ganz groß geschrieben, Vergangenheit und Zukunft ganz klein. Für Kinder unter drei Jahren ist das normal. Aber je älter sie werden, desto mehr fallen die impulsiven Kinder auf. Dabei sind sie genauso klug wie die anderen: Auch sie können sich in andere hineinversetzen, Rücksicht nehmen, warten, planen, sich selbst motivieren. Aber meist tun sie es nicht. Viel häufiger flippen sie wegen Nichtigkeiten aus, haben Wutanfälle wie Zweijährige, wollen mit dem Kopf durch die Wand und landen dabei immer wieder in irgendeinem Fettnäpfchen. Warum nur lernen sie nicht daraus?

Die Antwort ist: Sie haben keine Zeit. Sie sind einfach zu schnell. Ihr Gaspedal ist immer durchgetreten, aber die Bremse funktioniert nicht. Das ist manchmal gut: An Schlagfertigkeit, Originalität und Kreativität sind impulsive Kinder kaum zu überbieten. Aber oft schafft es Probleme: Mit durchgetretenem Gaspedal fliegt man schon mal aus der Kurve. Würde die Bremse funktionieren, könnten die Kinder in vielen Situationen erst einmal innehalten und ein kurzes Selbstgespräch führen: »Was ist hier los? Habe ich so was schon mal erlebt? Was tue ich jetzt besser nicht? Was könnte stattdessen klappen?«

Ohne funktionierende Bremse geht das schief. Die Kinder können nicht aus eigener Kraft aus der Ich-will-Kiste heraus. Dazu müssten sie genau das unterdrücken, was sie jetzt am liebsten machen wollen. Das schaffen sie nicht allein. Deshalb müssen die Eltern ihnen den Spaß verderben. Das ist die Ursache für das oppositionelle, widerspenstige Verhalten und gleichzeitig der Anlass, wütend zu werden und ein heftiges Gewitter loszutreten – da gibt es kein Halten mehr. Impulsive Kinder geraten daher besonders oft in Gewitter. Und die haben es in sich: Die Unberechenbarkeit, Häufigkeit und Heftigkeit der Krisen macht den Eltern ebenso zu schaffen wie die Dauer.

Warum gerade mein Kind?

Weshalb sind Kinder so unterschiedlich? Warum können einige von ihnen denken, bevor sie handeln, und andere nicht? Warum können einige innehalten und überlegen, andere nicht? Warum können sich manche ganz gut mit inneren Selbstgesprächen steuern, andere dagegen nicht? Warum funktioniert die innere Bremse nicht bei allen Kindern gleich gut? Die Antwort ist simpel: Nichts funktioniert bei allen Menschen gleich gut. Räumliche Auffassungsgabe, musikalisches Gehör, Ballgefühl, mathematisches Verständnis, zeichnerische Begabung – in solchen Fähigkeiten unterscheiden sich Kinder von Anfang an. Das scheint bei der Fähigkeit zum »Bremsen«, also zum Innehalten und Zügeln von Reaktionen, ebenso der Fall zu sein. Ohne Innehalten ist Selbstkontrolle nicht möglich. Extrem impulsive Kinder schleppen ein echtes Handicap mit sich herum!

Ich erkläre meinen impulsiven kleinen Patienten, die immer wieder anecken und dadurch ständig in Schwierigkeiten geraten: »Bei dir sind weniger Bremskügelchen im Kopf als bei anderen Kindern.« Tatsächlich haben Wissenschaftler herausgefunden, wo und wie im menschlichen Gehirn impulsive Reaktionen unterdrückt und Selbstgespräche gesteuert werden. Dieser Teil des Gehirns funktioniert bei allen Menschen unterschiedlich. Je aktiver er ist, desto besser klappt die Selbstkontrolle. Das bedeutet also: Es gibt mehr und weniger begabte »Bremser« – von Geburt an. Was aus den Anlagen wird, entscheidet die Umwelt.

In diesem Zusammenhang gilt auch: Wenn Sie ein impulsives Kind haben, könnte es gut sein, dass Sie oder Ihr Partner, vielleicht sogar Sie beide, ebenfalls nicht gerade »begnadete Bremser« sind. Mit Hilfe des Fragebogens auf der rechten Seite können Sie testen, wie es um Ihre eigene Selbstkontrolle steht.

HAND AUFS HERZ

Wie steht es mit Ihrer Selbstkontrolle?

Bitte geben Sie sich ehrliche Antworten. Denken Sie auch darüber nach, wie es bei Ihrem Partner steht. Oder Sie beantworten die Fragen gemeinsam.

⓪ ① ② ③	Unangenehme Dinge aufschieben
⓪ ① ② ③	Selten den Tag planen, sondern eher spontan reagieren
⓪ ① ② ③	Ungeduldig und schnell frustriert sein
⓪ ① ② ③	Sehr empfindlich auf Kritik reagieren
⓪ ① ② ③	Rauchen
⓪ ① ② ③	Wutausbrüche bekommen
⓪ ① ② ③	Nicht gut mit Geld umgehen können
⓪ ① ② ③	Risiken eingehen
⓪ ① ② ③	Zwischendurch Süßes oder Snacks naschen
⓪ ① ② ③	Vor dem Fernseher oder dem Computer hängen bleiben
⓪ ① ② ③	Verkehrsregeln überschreiten
⓪ ① ② ③	Zu spät kommen
⓪ ① ② ③	Bei Alkohol nicht das richtige Maß finden

⓪ nie oder fast nie ① manchmal ② oft ③ sehr oft

Haben Sie sich selbst mehr als 20 Punkte gegeben? Dann wissen Sie, wie schwer es sein kann mit der Selbstkontrolle. Sie wissen aber auch, dass man trotz Impulsivität sein Leben in den Griff bekommen kann. Sie können Ihr Kind besser verstehen und annehmen.

Hat auch Ihr Partner mehr als 20 Punkte? Dann haben Sie wahrscheinlich eine eher turbulente Beziehung. Aber wenn Sie Ihren Partner so, wie er ist, schätzen und akzeptieren: Hilft Ihnen das nicht dabei, auch Ihr eigenes Kind mit seinem impulsiven Verhalten zu akzeptieren?

Möglicherweise sind Sie von Ihrem Partner getrennt oder denken an Trennung, vielleicht wegen Problemen, wie sie im Fragebogen aufgeführt sind. Von Ihrem Kind können und wollen Sie sich nicht trennen, und sei es noch so impulsiv. Bei impulsiven Kindern gehört zum Krisenmeistern die Bereitschaft, die Persönlichkeit des Kindes anzunehmen. »Umkrempeln« können Sie es nicht. Sie haben aber genug Spielraum, auf unangemessenes Verhalten zu reagieren.

Impulsive Kinder brauchen klare Regeln und unmittelbare, logische Konsequenzen. Da sie so schlecht auf frühere Erfahrungen zurückgreifen und nicht gut aus Fehlern lernen können, werden ihre Eltern bei ihnen keine schnellen Erfolge erzielen. Sie müssen mehr tun!

Mitarbeit anderer einfordern

Manche Kinder haben keine »Schüchternheitsbremse«. Sie benehmen sich auch außerhalb der Familie oft daneben. Die Eltern bekommen dann von Lehrerin oder Erzieherin regelmäßig zu hören: »Ihr Kind benimmt sich unmöglich. Sorgen Sie dafür, dass sich das ändert.« Das geht nicht. Wenn Kinder in Kindergarten oder Schule Regeln verletzen und sich impulsiv verhalten, müssen dort die logischen Konsequenzen folgen. Nur das wirkt.

Ohne Auszeiten geht's nicht

Bei impulsiven Kindern kommt man ohne Auszeiten nicht zurecht. Durch eine kurze Auszeit wird das Kind von allen attraktiven Sachen wie Zusammensein mit der Familie oder mit Freunden, angenehmen oder selbst gewählten Aktivitäten getrennt. Das mag zwar zunächst einen noch heftigeren Wutanfall auslösen. Andererseits will das Kind natürlich lieber spielen, mit Freunden zusammen sein, fernsehen – statt sich allein zu langweilen. Es kann durch sein Verhalten selbst bestimmen, wie lange die Auszeit dauert. Wie es funktioniert, wurde auf Seite 58 beschrieben. Hier folgen nun einige Ergänzungen für impulsive Kinder, die aus dem Trotzalter schon heraus sind.

Einen Anlass gibt es immer …

Anlässe für eine Auszeit hat man bei impulsiven Kindern mehr als genug: Wenn sie einen Wutanfall haben. Wenn sie ein »Nein« einfach nicht akzeptieren, sondern immer weiter bohren. Wenn sie sich anderen gegenüber respektlos benehmen, beleidigende Ausdrücke oder Schimpfwörter benutzen. Obwohl sie genau wissen, dass all das nicht in Ordnung ist, passiert es ihnen wegen der schlecht funktionierenden inneren Bremse immer wieder.

WAS WIRKT

Die Auszeit für Kinder ab 4 Jahren

- Wählen Sie einen geeigneten Raum für die Auszeit: Je ruhiger und uninteressanter dieser Raum ist, desto besser. Es kann das Bad sein, die Diele, die Gästetoilette oder das Kinderzimmer, wenn weder Fernseher noch Computer darin stehen.
- Eine Auszeit ist immer mit einer Zeitbegrenzung verbunden. Benutzen Sie einen Wecker, am besten eine digitale Küchenuhr.
- Erklären Sie Ihrem Kind die Auszeit: »Wenn du einen Wutanfall bekommst, schicke ich dich zum Abkühlen in die Auszeit. Ich stelle den Wecker auf fünf Minuten. Wenn du dich bis dahin beruhigt hast, ist es gut. Wenn du noch wütend bist oder vorher herauskommst, wird die Auszeit verlängert. Du hast es in der Hand.«
- Die Auszeit dauert eine Minute pro Lebensjahr, ist aber erst zu Ende, wenn das Kind sich »abgekühlt« hat und sich seit ein bis zwei Minuten wieder unter Kontrolle hat. Bis dahin wird sie immer wieder um ein bis zwei Minuten verlängert.
- Auch wenn sich Ihr Kind im Restaurant oder Supermarkt unangemessen verhält, kündigen Sie die Auszeit an. Sagen Sie beim Kellner beziehungsweise an der Kasse Bescheid und gehen Sie mit Ihrem Kind zum Auto. Stellen Sie dort den Wecker auf fünf Minuten. Lesen Sie Zeitung oder hören Sie Radio, und reden Sie währenddessen nicht mit Ihrem Kind. Hat es sich in den fünf Minuten beruhigt, ist die Auszeit beendet: Sie gehen gemeinsam zurück ins Restaurant oder in den Laden.
- Wenn Sie nicht mit dem Auto unterwegs sind, können Sie sich mit Ihrem Kind auch auf die Kundentoilette oder einen anderen ruhigen Platz zurückziehen.

Rollenspiele einsetzen

Üben Sie mit Ihrem Kind, auch bei Frust und Ärger freundlich zu bleiben. Dafür eignen sich bei Kindern am besten Rollenspiele. Besonders jüngere Kinder lieben es, wenn Sie eine Situation aus Ihrem gemeinsamen Alltag spielerisch ins Tierreich verlagern.

Im **Spiel** kann Ihr Kind handfeste **Erfahrungen** sammeln – das bewirkt mehr als **tausend Worte**

Rollenspiele können Sie allerdings immer erst einsetzen, wenn sich die Wogen geglättet haben und der Konflikt bewältigt ist. Dann helfen Sie Ihrem Kind, seine Wut zu kontrollieren.

Anlässe für Rollenspiele

Im Kasten auf der rechten Seite finden Sie ein Beispiel für ein solches Rollenspiel. Der Ausgangspunkt ist dort: Das Kind ist frustriert, weil es sein Spielzeug nicht findet. Sie können je nach Anlass gemeinsam verschiedene Situationen aus Ihrem Alltag durchspielen. Hier einige Beispiele:

- Wut über ein verlorenes Spiel.
- Ärger wegen einer Aufforderung zum Aufräumen.
- Frust, weil der Fernseher aus bleibt oder ausgeschaltet wird.
- Wut, weil der beste Freund sich mit jemand anderem verabredet hat.
- Zorn und Verzweiflung, weil es beim Basteln oder Malen irgendetwas nicht hinkriegt.
- Wut, wenn ein Wunsch nicht sofort erfüllt wird.

So wirken Rollenspiele

Rollenspiele machen sowohl Kindern als auch Eltern richtig Spaß – und Ihr Kind kann wichtige Lernerfolge aus dem Spiel mitnehmen:

- Ihr Kind darf im Spiel wütend sein, ja soll es sogar. Das ist eine ganz neue Erfahrung.
- Im Spiel ist das Kind seiner Wut nicht ausgeliefert, sondern kann sie ganz genau kontrollieren. Das fühlt sich gut an.
- Ihr Kind erlebt die Wut auch aus der Sicht des Gegenübers. Da es nur ein Spiel ist, fühlt es sich in dieser Situation nicht angegriffen und kann die Erfahrung annehmen.
- Wenn es in eine neue Rolle hineinschlüpft, entwickelt Ihr Kind möglicherweise für sich eine friedliche Lösung.

WAS WIRKT

Rollenspiel: Der Gorilla und das Meerschweinchen

Natürlich können es auch andere Tiere sein als in diesem Beispiel. Der Fantasie sind keine Grenzen gesetzt! Lassen Sie Ihr Kind immer selbst auswählen, mit welchen Tieren es spielen möchte.

1. Ihr Kind schlüpft in die Rolle eines wütenden, gefährlichen Tieres.
»Was meinst du: Welches Tier ist besonders gefährlich? Ein Gorilla?
Gut. Stell dir vor, der Gorilla ist sauer. Er findet sein liebstes Spielzeug nicht. Lass uns spielen: Du bist der Gorilla, ich bin seine Mama. Lass den Gorilla jetzt mal furchtbar wütend sein. So wütend, wie du kannst.«

2. Die Rollen werden getauscht
»Toll hast du den wütenden Gorilla gespielt. Ich habe als Mama ganz schön viel abgekriegt. Jetzt will ich mal den Gorilla spielen, und du bist seine Mama. Jetzt bin ich wütend, weil ich das Spielzeug nicht finde.«

3. Ihr Kind schlüpft in die Rolle eines freundlichen, positiven Tieres
»Puh, das war anstrengend, so wütend zu sein. Wie war es denn für dich? Jetzt machen wir es mal anders. Welches Tier findest du besonders lieb und freundlich? Ein Meerschweinchen? Gut. Jetzt findet das freundliche Meerschweinchen sein Spielzeug nicht. Es ist auch sauer. Meinst du, es benimmt sich wie der Gorilla? Glaube ich auch nicht. Was meinst du, was macht das Meerschweinchen? Wie redet es mit seiner Mama? Magst du mal das freundliche Meerschweinchen sein?«

In dieser Rolle entdeckt Ihr Kind vielleicht einen Weg, Ärger auf annehmbare Weise auszudrücken. Wenn ihm das nicht gelingt, können Sie zuerst die Rolle übernehmen, so dass Ihr Kind sie nur noch nachspielen muss. Das können Sie mehrmals wiederholen, bis Ihr Kind die freundliche Rolle überzeugend gespielt hat. Wenn Sie Glück haben, identifiziert es sich mit dem positiven Tier, das es selbst gewählt hat: »Ich will so sein wie das freundliche Meerschweinchen!« Auf einmal hat Ihr Kind eine Motivation, mit seinem Ärger anders umzugehen. Im Spiel hat es ihm Spaß gemacht, trotz Frust freundlich zu bleiben. Im besten Fall will es dem freundlichen Meerschweinchen nacheifern.

···> Beobachtungsplan

Wenn das Rollenspiel gut gelaufen ist, können Sie noch einen Schritt weitergehen und einen Beobachtungsplan (siehe rechte Seite) einsetzen.

Marlene hatte sich im Rollenspiel das Meerschweinchen als freundliches Tier ausgesucht – sie dachte dabei an Rudi, ihr heiß geliebtes Haustier. Mit dem »Meerschweinchen-Plan« gelang es, sie über einen langen Zeitraum dazu zu motivieren, freundlich zu bleiben. An jedem Abend malte sie ein dickes, mittelgroßes oder kleines Meerschweinchen in ein Kästchen. Je nachdem, wie freundlich sie an dem Tag war. Marlenes Ziel war es, in einer Woche möglichst viele dicke Meerschweinchen zu schaffen. »Ich will freundlich sein« gehörte nun zu ihrer »Ich-will-Kiste«. Der Plan half ihr, jeden Tag daran zu denken.

Marlene hatte noch eine gute Idee: Da ihr Papa wie sie ziemlich schnell wütend werden konnte, sollte er auch einen Plan führen. Die beiden machten ein Wettspiel daraus: »Wer schafft die meisten dicken Meerschweinchen?«

···> Belohnungsplan

Auch mit Belohnungsplänen kann es gelingen, aus der »Ich-muss-Kiste« für das Kind eine »Ich-will-Kiste« zu machen: Langweilige Tätigkeiten, über die man sich sonst aufregen muss, werden damit auf einmal interessant.

Legen Sie eine Wochentabelle an, bei der Sie in die linke Spalte eintragen, was Ihr Kind im Laufe jedes Tages tun soll. Morgens: Allein anziehen. Pünktlich zum Frühstück kommen. Freundlich reden. Rechtzeitig losgehen … Mittags: Jacke aufhängen, Hausaufgaben sofort anfangen … Abends: Sachen für morgen packen (mit Hilfe), aufräumen, Zähne putzen … Je jünger ein Kind ist, umso einfacher sollte der Plan sein. Wenn Ihr Kind noch nicht lesen gelernt hat, können Sie zu den Aufgaben auch Symbole malen, etwa eine Zahnbürste oder ein freundliches Gesicht.

Was klappt, wird abgehakt. Für 3 Häkchen gibt es eine Murmel. Die Murmeln werden gesammelt und können gespart oder am selben Tag eingetauscht werden. Was die Murmeln wert sind, kann mit den Kindern gemeinsam besprochen werden und wird von den Eltern schriftlich festgelegt. Etwa so: Für 3 Murmeln darf Ihr Kind eine halbe Stunde fernsehen, für 10 Murmeln eine halbe Stunde länger aufbleiben. Bei 20 Murmeln gehen Sie mit ihm Eis essen, bei 30 darf es sich ein kleines Spielzeug aussuchen. 40 Murmeln sind einen Besuch beim Indoorspielplatz wert – und bei 50 darf es mit Freunden im Garten zelten.

WAS WIRKT

Beobachtungsplan für angemessenes Verhalten

	Montag	Dienstag	Mittwoch	Donnerstag	Freitag	Samstag	Sonntag
1. Woche							
2. Woche							
3. Woche							
4. Woche							

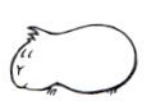 nicht sehr freundlich 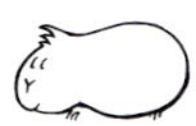 manchmal freundlich 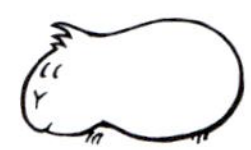 sehr oft freundlich

Außer Meerschweinchen kommen natürlich auch Eichhörnchen, Mäuse, Häschen, Katzen, Hunde oder Fantasiewesen als positive, freundliche Tiere in Frage. Wenn Ihr Kind sie noch nicht selbst malen kann, können Sie das übernehmen. Künstlerische Fähigkeiten sind dafür nicht notwendig!

»Ich hau dir eine!«

Aggressives Verhalten

ÄHNLICH WIE BEI TROTZANFÄLLEN ist auch bei aggressiven Verhaltensweisen das Alter des Kindes zu berücksichtigen. Kinder unter drei Jahren wissen noch nicht, dass sie jemandem wehtun. Erst wenn dieses Verhalten auch später bestehen bleibt, wird es zu einem echten Problem.

Beißen, Hauen, Treten bei Kindern bis zum 4. Lebensjahr

Dass Trotzanfälle mit zwei Jahren ziemlich normal sind, hat sich mittlerweile herumgesprochen. Aber wie ist es mit Beißen, Kratzen, Treten, An-den Haaren-Ziehen, Schubsen, Wegreißen von Spielsachen, Werfen mit Gegenständen, Kämpfen? Es mag Sie überraschen: Bei 80 Prozent der Jungen und Mädchen im Alter von 17 Monaten sind solche Verhaltensweisen zu beobachten. Mit zwei Jahren ist dann der Höhepunkt erreicht, danach nehmen die Attacken allmählich wieder ab. Ob Kinder irgendwann im zweiten Lebensjahr damit anfangen oder nicht, hat selten etwas mit Nachahmung und wenig mit Erziehung zu tun. Die friedfertigsten Eltern stehen manchmal völlig fassungslos vor ihrem zweijährigen kleinen »Rambo«: Wie kann unser Kind nur so aggressiv sein?

Kann man das Verhalten eines zwei- bis dreijährigen Kindes aber wirklich als aggressiv bezeichnen? Es weiß noch nicht, dass sich jemand schlecht fühlt, wenn es ihm ans Schienbein tritt oder in den Finger beißt. Solange es das noch nicht versteht, kann man ihm keine böse Absicht unterstellen.

Wenn es nun kein wirklich aggressives Verhalten ist, was ist es dann? Oft hat es gar nichts mit Ärger oder Wut zu tun, sondern mehr mit Neugier oder Kontaktaufnahme: Wenn ein zweijähriger Junge einem anderen Kind ein Spielzeugauto aus der Hand reißt, will er testen: »Das Auto will ich haben. Mal ausprobieren, ob ich es kriegen kann.« Wenn ein kleines Mädchen ein anderes beißt oder haut, möchte es vielleicht herausfinden: »Ich will spielen. Mal schauen, ob es mit ihr spannend wird.« Wenn das andere Mädchen dann laut schreit, ist das Testergebnis eindeutig: »Echt spannend. Es passiert richtig was.« Wenn nun die Erwachsenen angelaufen kommen, sich aufregen und lautstark diskutieren, findet unser kleines Mädchen das noch spannender.

Kleine Kinder müssen handeln, wenn sie etwas testen wollen. Sprachlich können sie sich noch nicht gut genug ausdrücken. Je besser ihre Sprache entwickelt ist, desto seltener müssen sie zum Erkunden der Welt auf ihre Hände und Füße zurückgreifen.

Kleine Kämpfer ...

Hauen, Treten oder Beißen kann bei einem kleinen Kind auch ein Ausdruck von Frust und Ärger sein. Wenn es nicht bekommt, was es will, wenn es nicht darf, was es will oder wenn es nicht schafft, was es will, wird im Gehirn sozusagen »Alarm« ausgelöst, ganz ähnlich wie bei einem Wutanfall. Ärger und Wut sind biologisch wichtig für die Selbstbehauptung: Bei »Alarm« werden die Muskeln angespannt, es gibt einen Adrenalinstoß, das Kind ist bereit zum Kampf. Es versucht, alle Hindernisse zu überwinden und doch noch zu bekommen, was es will. Ist es wirklich so erstaunlich, dass es dabei nach Kräften seine Hände, Füße und Zähne benutzt?

Kleine **Kinder** wollen kämpfen. Das muss **Eltern** nicht aus der **Fassung** bringen

Kampfbereitschaft war viele tausend Jahre lang für die Menschen eine lebenserhaltende Eigenschaft. Erst seit recht kurzer Zeit wünschen wir Eltern uns eher friedfertige Konfliktlöser als kleine Kämpfer.

Dass kleine Kinder kämpfen wollen, ist normal. Das müsste Eltern nicht aus der Fassung bringen. Wenn es das doch tut, hat das Folgen: Die Eltern fühlen sich unsicher, machen sich Sorgen oder haben ein schlechtes Gewissen, weil sie dieses »aggressive Verhalten« auf eigene Erziehungsfehler zurückführen. Sie reagieren ängstlich und angespannt und bringen sich dadurch dem Kind gegenüber in eine schwache Position. Sie versuchen vielleicht, jede Art Frust von ihrem Kind fernzuhalten, damit es nicht wieder auf andere losgeht. Einem willensstarken Kind gefällt das. Es ist regelrecht eine Aufforderung zu weiterem Testen: »Mit Hauen, Beißen und Treten kann ich viel Aufmerksamkeit bekommen. Es macht mich mächtig und stark.« Auf diese Art und Weise kann ein ungünstiger Kreislauf in Gang kommen. Es kann passieren, dass die auffälligen Verhaltensweisen mit zunehmendem Alter nicht allmählich verschwinden, sondern beibehalten werden, weil das Kind zu viele Vorteile dadurch bekommt. Wie können Sie diesen Kreislauf durchbrechen?

Gelassen bleiben

Sie wissen jetzt, dass Beißen, Hauen und Treten im zweiten und dritten Lebensjahr noch nicht wirklich etwas mit Aggression zu tun hat. Ein so kleines Kind kann noch gar nicht »böse« sein. Dieses Wissen gibt Ihnen Gelassenheit.

Unangemessenes Verhalten beenden

Gelassen bleiben heißt keinesfalls zugucken und »die Kinder das selbst regeln lassen«: Wo gehauen und geschubst wird, müssen Eltern immer sofort eingreifen und ihrem Kind zeigen, dass sie dieses Verhalten nicht akzeptieren. Die logische Konsequenz ist eine Trennung: Nehmen Sie dem Kind das Spielzeug weg, das es an sich gerissen hat. Trennen Sie es sofort von seinem »Opfer«. Gehen Sie mit Ihrem Kind vor die Tür, wenn es in der Spielgruppe einem anderen Kind wehgetan hat. Reden Sie jedes Mal Klartext: »Hauen ist nicht in Ordnung. Das darfst du nicht. Das tut weh.« Setzen Sie eine Auszeit ein, wenn das Kind weiter »testet« – oder wenn Sie selbst das Opfer des unangemessenen Verhaltens sind.

Reden Sie ruhig und freundlich

Wenn Eltern sich unsicher und hilflos fühlen, passiert es sehr viel eher, dass sie ihr Kind anschreien, beschimpfen, verletzende Bemerkungen machen oder es sogar schlagen. Wenn Sie aber aufgrund Ihres Wissens gelassen bleiben, können Sie in einem freundlichen, ruhigen Ton mit Ihrem Kind reden. Sie zeigen ihm ganz deutlich, dass Sie sein Verhalten ablehnen, aber durchaus Verständnis für seine Wut, seinen Ärger oder auch seine Neugier oder die unbeholfenen Versuche zur Kontaktaufnahme haben.

Aufmerksamkeit und Anerkennung schenken

Verpassen Sie keine einzige Gelegenheit, Ihrem Kind Ihre Freude oder Anerkennung zu zeigen, wenn es friedlich mit anderen spielt, freiwillig etwas abgibt, seinen Ärger angemessen ausdrückt. Das gibt ihm Selbstvertrauen und stärkt das erwünschte Verhalten.

Freundliches Verhalten üben

Auch mit einem recht kleinen Kind können Sie einige einfache Dinge üben: einem anderen Kind vorsichtig über die Haare streichen, statt daran zu ziehen. Es an die Hand nehmen, statt zu schubsen. »Nein!« sagen, statt zu hauen. Einen Gegenstand abwechselnd benutzen, statt ihn an sich zu reißen. Sie machen es Ihrem Kind vor und fordern es dann auf, Sie nachzuahmen. Dazu wird es nicht immer bereit sein. Das macht nichts. Geben Sie ihm so viele Gelegenheiten, wie es braucht.

Aggressives Verhalten bei Kindern ab 4 Jahren

So wie die Wutanfälle vom vierten Lebensjahr an deutlich abnehmen, nimmt auch das aggressive Verhalten ab. Der Grund ist derselbe: Die sprachlichen Fähigkeiten und Handlungsmöglichkeiten des Kindes verbessern sich. Es kann sich in eine andere Person einfühlen. Es kann Regeln nicht nur befolgen, sondern auch verstehen und einsehen. Jedes Kind hat dabei sein eigenes Tempo. Wenn die Entwicklung insgesamt langsamer abläuft, verschwinden Verhaltensweisen wie Hauen oder Beißen entsprechend später.

Woher kommt die Aggressivität?

Manchmal behalten Kinder ihre aggressiven Verhaltensweisen aber bei, auch wenn sie genau verstanden haben, dass sie ihrem Gegenüber damit wehtun. Mehrere Ursachen sind denkbar:

- Viele Kinder erfahren keine klaren Grenzen und vorhersehbaren Konsequenzen für aggressives Verhalten. Stattdessen fühlen sie sich regelmäßig als Sieger im Machtkampf mit ihren Eltern. Das spornt sie zum Weitermachen an.
- Einige Kinder müssen sich umso mehr als stark und »gewalttätig« aufspielen, je geringer ihr Selbstvertrauen ist. Für kurze Zeit können sie sich dann groß und mächtig fühlen. Wenn sie nicht gut in der Schule, nicht besonders beliebt oder attraktiv sind, ist das Verbreiten von Angst und Schrecken durch aggressives Verhalten oft die wichtigste oder sogar einzige Möglichkeit, sich Einfluss und Anerkennung zu verschaffen. Ein solches Kind habe ich mit dem 7-jährigen Stefan kennen gelernt, der sich selbst als gefährlichen Tyrannosaurus Rex malte. Dem Dinosaurier tropfte Blut von den monströsen Zähnen, weil er gerade einen Konkurrenten gefressen hatte. Leider beließ es Stefan nicht bei Gewaltfantasien. Er ging oft auf seine Klassenkameraden los und verwickelte sich in Kämpfe und Schlägereien.
- Bei manchen Kindern ist das aggressive Verhalten eine besondere Form des impulsiven Verhaltens, wie es ab Seite 59 geschildert wurde. Diese Kinder kennen alle Regeln, haben sie verstanden, nehmen sich auch immer wieder vor, friedlich zu bleiben – und dann handeln sie doch wieder, bevor sie denken. Sie bekommen nicht nur Wutanfälle und schreien herum oder lassen ihren Ärger an Gegenständen aus, sondern gehen noch einen Schritt weiter: Sie schlagen, treten, prügeln sich. Die Wut lässt sie

außer sich geraten. Dann sind alle Regeln vergessen. Die Bremse fehlt. Sie müssten jetzt innehalten, nachdenken und die Impulse in den Muskeln ihrer Arme und Beine stoppen, aber das passiert nicht. Sie sind zu schnell. Alles, was Sie in diesem Buch schon über impulsives Verhalten gelesen haben, trifft auch hier zu. Für Eltern, Erzieher und Lehrer ist es eine noch größere Herausforderung, mit körperlich aggressivem Verhalten umzugehen, als mit Wutanfällen, bei denen »nur« geschrien wird.

Von allem etwas

Bei vielen Kindern liegt die Ursache für aggressives Verhalten in einer Mischung aus den bisher genannten Bedingungen: zu wenig klare Grenzen, zu wenig Selbstvertrauen, zu wenig Selbstkontrolle. Für die Eltern bedeutet das:

- Schauen Sie bei aggressivem Verhalten Ihres Kindes niemals weg. Greifen Sie immer sofort ein.
- Auf aggressive Verhaltensweisen Ihres Kindes muss immer eine Konsequenz folgen. Warten Sie nicht, handeln Sie sofort. Sehr oft bietet sich eine Auszeit an. Anschließend sollte sich das Kind bei seinem »Opfer« entschuldigen, wenn es dazu schon in der Lage ist. Dann muss allerdings wirklich klar sein, wer das Opfer ist.
- Üben Sie mit Ihrem Kind friedliche Konfliktlösungen. Ihr Kind weiß sicherlich ganz genau, dass es nicht schlagen oder treten darf. Das allein hilft ihm aber nicht. Ihm muss auch klar sein: Was kann ich denn stattdessen tun, wenn ich geärgert oder provoziert werde? Die Fähigkeit, Konflikte friedlich zu lösen, können Sie mit Ihrem Kind einüben. Dafür eignen sich Rollenspiele wie das im Kasten rechts.

Selbstvertrauen stärken

Alle Kinder brauchen Lob und Anerkennung und das Gefühl, angenommen zu werden. Unkomplizierte, friedliche und aufgeweckte Kinder bekommen in der Regel genug davon. Impulsive Kinder, die ziemlich viel Unsinn anstellen, oft ausrasten und gelegentlich sogar schlagen oder aggressiv sind, sehen in dieser Beziehung dagegen eher alt aus. Umso häufiger bekommen sie die Unzufriedenheit und Enttäuschung ihrer Eltern zu spüren. Um sich stark fühlen zu können, müssen sie deshalb erst recht mal wieder »draufhauen«. Um aus diesem Kreislauf herauszukommen, bietet sich die »Büroklammer-Methode« an (Seite 78). Sie hilft den Eltern, besonders auf die positiven Verhaltensweisen ihrer oft so schwierigen, anstrengenden Kinder zu achten.

WAS WIRKT

Rollenspiel zum Einüben friedlicher Konfliktlösungen

Jeder Konflikt, bei dem es zu einer körperlichen Auseinandersetzung gekommen ist, kann Ausgangspunkt für ein Rollenspiel sein.
Hier ein Beispiel:

Der siebenjährige Tom kommt heulend und empört aus der Schule.
»Das ist so gemein! Ich habe Ärger gekriegt, weil ich dem Sven eine gehauen habe. Dabei hat der angefangen! Der hat mich die ganze Zeit geärgert und mir ›fette Sau‹ hinterhergerufen. Der hat's verdient!«

1. Die Mutter fragt, ob ihm eine bessere Lösung einfällt:
»Das war wirklich nicht richtig vom Sven. Aber Hauen ist keine gute Lösung. Was kannst du denn beim nächsten Mal machen, wenn dich jemand ärgert oder etwas Gemeines zu dir sagt?«
Tom hat zwei Ideen für eine friedliche Lösung:
»Ich kann ihm sagen, er soll mich in Ruhe lassen. Aber der macht bestimmt trotzdem weiter. Oder ich renne weg und spiele woanders.«

2. Die Mutter ermutigt Tom und schlägt selbst eine Lösung vor:
»Super! Das sind zwei richtig gute Ideen! Das probieren wir gleich mal aus. Ich habe auch noch einen Vorschlag. Du könntest ihm sagen: ›Hör auf. Wenn du weitermachst, gehe ich zur Lehrerin.‹ Wie findest du das?«

3. Sie probieren die Lösungsmöglichkeiten nacheinander im Rollenspiel aus.
Die Mutter ist das Vorbild. Sie spielt Toms Rolle zuerst.
»Du bist jetzt mal der Sven und ärgerst mich. Ich bin Tom.« Als »Sven« sie zu ärgern beginnt, sagt sie laut und deutlich: »Lass mich in Ruhe!«
Danach wird getauscht. Tom spielt sich selbst, seine Mutter spielt Sven.

4. Die Mutter lobt Tom, und sie üben weiter.
»Das war schon sehr gut. Da wird der Sven sich wundern. Können wir es noch mal machen, und du guckst mich jetzt richtig an und sagst es noch ein bisschen lauter?«

5. Auf diese Weise werden auch die anderen Lösungswege durchgespielt, so lange, bis Tom eine friedliche Lösung überzeugend gespielt hat.

WAS WIRKT

Die Büroklammer-Methode

Sie brauchen: 10 Büroklammern, eine Hose oder einen Rock mit zwei Taschen – und erhöhte Aufmerksamkeit für das positive Verhalten Ihres Kindes. Morgens stecken Sie alle zehn Büroklammern in Ihre linke Hosentasche. Ihr Kind braucht nichts davon zu bemerken.

Ihre Aufgabe ist es, Ihrem Kind Aufmerksamkeit zu schenken, Mut zu machen und es zu unterstützen, sobald es sich in irgendeiner Art positiv verhält. Auch Kleinigkeiten zählen! Das können Sie tun, indem Sie

- ... ihm körperliche Zuwendung geben: Sie können es zum Beispiel anerkennend anschauen, anlächeln, an der Schulter berühren, in den Arm nehmen oder ihm über den Kopf streicheln.
- ... ihm genau sagen, was Sie gerade an seinem Verhalten mögen. Etwa so: »Prima, du hast ja schon ganz von selbst den Schlafanzug angezogen!« – »Es macht richtig Spaß, dir beim Legospielen zuzuschauen.« – »Toll, diese beiden Zeilen hast du ganz prima und ohne Fehler geschrieben.« – »Wie lieb du mit deiner kleinen Schwester spielst! «
- ... ihm ab und zu sagen, was Sie an seiner Persönlichkeit schätzen. Beispiele: »Niemand hat so tolle Ideen wie du!« – »Dein Gedächtnis ist eine Wucht! Wie kannst du dir beim Memory bloß merken, wo die ganzen Karten liegen?« – »Du siehst super aus mit deinem neuen T-Shirt.«
- ... Ihre Freude und Anerkennung zeigen, wenn Ihr Kind bei einem Konflikt friedlich geblieben ist. Beispiel: »Jetzt habe ich beim Memory mal gewonnen, und du bleibst ganz cool! Finde ich super, dass du damit so gut klarkommst.«

Jedes Mal, wenn Sie Ihrem Kind körperliche Zuwendung gegeben oder ihm etwas Positives über sein Verhalten oder seine Persönlichkeit gesagt haben, nehmen Sie eine Büroklammer aus Ihrer linken Hosentasche und stecken sie in die rechte. Am Ende des Tages sollten alle zehn Büroklammern in der rechten Hosentasche gelandet sein. Dann gibt es zwei Gewinner: Sie und Ihr Kind.

»Der hat angefangen!«

Geschwisterstreit

STREIT UNTER GESCHWISTERN IST DAS NORMALSTE DER WELT. Stärker sein, besser sein, mehr dürfen, mehr bekommen als Bruder oder Schwester – für viele Kinder scheint das ihr wichtigster Lebensinhalt zu sein. Eifersucht, Streit, Rangeleien, Missgunst und immer wieder Kampf um die Aufmerksamkeit der Eltern sind die Folge. Streit unter Geschwistern ist anstrengend für die Eltern, aber gleichzeitig ein sehr wirksames Trainingsfeld für die Kinder. Wie könnten sie besser in einem geschützten Umfeld lernen, Konflikte zu lösen und Kompromisse einzugehen? Die meisten Kinder sind trotz aller Rivalität froh, Geschwister zu haben. »Wenn es darauf ankommt, halten sie zusammen« – das höre ich immer wieder.

Eltern mit mehreren Kindern haben es gleichzeitig schwerer und leichter als Eltern von Einzelkindern. Sie haben es leichter, weil sie nicht so oft als Spielkamerad und einziges Mittel gegen Langeweile in Anspruch genommen werden. Sie haben es leichter, weil die Kinder viel voneinander lernen und weil die Älteren manchmal für die Jüngeren da sind, zum Beispiel abends, wenn die Eltern ausgehen wollen.

Eltern mit mehreren Kindern haben es aber auch schwerer. Sie müssen ihre Liebe und Aufmerksamkeit aufteilen, und das möglichst gerecht. Das ist gar nicht so leicht. Oft fühlen sich Mutter oder Vater zu einem Kind viel näher hingezogen als zu einem anderen, vielleicht weil ihr eigenes Temperament zum einen Kind viel besser passt als zum anderen. Eltern mit mehreren Kindern haben es schwerer, weil es mehr Konfliktfelder gibt, mehr Frust, mehr Wut, mehr lautstarke Auseinandersetzungen.

Ob Sie ein Kind haben oder mehrere – das Krisenmeistern klappt immer auf ähnliche Weise. Was bei einem Kind wirkt, wirkt auch bei mehreren. Es ist nur etwas schwieriger umzusetzen.

Ein klassischer Geschwisterkonflikt

Lukas (5) und Luise (7) haben von Oma einen neuen Hüpfball geschenkt bekommen. Nach kurzer Zeit zerren sie daran, schreien und fangen an zu rangeln.

Lukas: »Die Luise hat mich geschubst, die blöde Kuh!«

Luise: »Der hat mir den Hüpfball weggerissen! Ich hatte den zuerst!«

Stellen Sie sich vor, es wären Ihre Kinder. Was würden Sie nun tun?

- Würden Sie versuchen durch genaues Befragen herauszufinden, wer angefangen hat und der »Schuldige« ist? Das ist keine gute Idee. Wenn Sie als Detektiv, Polizist oder Richter auftreten, schafft das noch mehr negative Gefühle. Oft ist es auch nicht gerecht.
- Würden Sie schimpfen: »Könnt ihr euch nicht mal vertragen? Immer müsst ihr euch streiten!« – und weiter nichts unternehmen? Auch keine gute Idee. Wenn Sie reden, aber nicht handeln, nehmen Ihre Kinder Sie nicht ernst.
- Würden Sie mit lauter und genervter Stimme einschreiten: »Das ist ja furchtbar mit euch! Ihr könnt nicht mal fünf Minuten zusammen spielen! Der Hüpfball kommt weg!« – und den Ball auf unbestimmte Zeit wegnehmen? Dann hätten Sie zwar konsequent gehandelt, aber besonders sinnvoll wäre es nicht. So bekommen die Kinder keine Chance, selbst eine Lösung zu finden. Wahrscheinlich fühlen sie sich unfair behandelt.
- Würden Sie denken: »Das sollen die untereinander regeln« – und sich gar nicht einmischen? Auch nicht empfehlenswert. Dann würde immer der Stärkere gewinnen. Das wäre nicht fair.
- Würden Sie ruhig sagen: »Jetzt ist es aber gut! Versprecht mir, dass ihr euch jetzt vertragt!« – Das wäre zwar lieb und nett von Ihnen, würde aber wahrscheinlich nichts nützen. Die Konsequenz fehlt: Die Kinder erfahren nicht, was passiert, wenn sie weiterstreiten.

Was tun?

Wenn das alles nicht funktioniert – was bleibt dann noch übrig? Wie können Eltern fest und fair bleiben und ihre Kinder bei der Lösung von Konflikten möglichst einbeziehen? Je älter die Kinder sind, desto besser können sie schon selbst faire Lösungen vorschlagen. Je jünger sie sind, desto mehr sind sie noch auf Vorschläge oder Verbesserungen von ihren Eltern angewiesen.

So könnte es klappen

Mutter: »So ihr beiden, jetzt ist Schluss mit der Streiterei. Das kriegt ihr auch friedlich hin, da bin ich sicher. Muss ich euch erst mal zum Abkühlen jeden in sein Zimmer schicken – oder überlegen wir sofort, wie es klappen könnte?«

Luise und Lukas: »Nein, nicht ins Zimmer! Lieber überlegen!«

Mutter: »Wie könntet ihr denn ohne Streit beide mit dem Ball spielen?«

Luise: »Der Lukas ist so gemein! Der reißt ihn mir immer weg!«

Lukas: »Gar nicht wahr! Ich hatte den zuerst! Die blöde Luise hat geschubst.«

Mutter: »So kommen wir nicht weiter. Fällt euch noch etwas Besseres ein?«

Luise: »Erst bin ich eine Stunde dran, dann Lukas. Du guckst auf die Uhr.«

Mutter: »Das ist eine gute Idee. Aber zehn Minuten reichen. Wir losen, wer anfangen darf. Ich werfe eine Münze. Ist das okay?«

Lukas und Luise: »Na gut …«

Mutter: »Ich freue mich, dass ihr beiden eine gute Lösung gefunden habt.«

Wenn eine Einigung dagegen nicht gelingt, kann die Mutter Lukas und Luise in eine kurze Auszeit in zwei verschiedene Zimmer schicken und ihnen dann noch einmal gemeinsam eine Chance geben. Wenn es wieder nicht klappt, wird der Hüpfball für heute aus dem Verkehr gezogen. So einfach ist das. Und so schwer.

DAS WICHTIGSTE AUF EINEN BLICK

Willensstarke Kinder können oft noch nicht einschätzen, was für sie gut ist, wollen aber ihren Willen durchsetzen. Oppositionelles, impulsives oder aggressives Verhalten führt immer wieder zu Erziehungskrisen und Konflikten.

Was wirkt:

Bei oppositionellem Verhalten

- dem Kind eine faire Wahlmöglichkeit geben
- logische Konsequenzen anwenden
- Auszeiten und die 4-Fragen-Technik einsetzen

Bei impulsivem Verhalten

- Wutanfälle nicht persönlich nehmen
- den Wutanfällen nicht zu viel Aufmerksamkeit schenken
- hinterher Versöhnung anbieten
- mit dem Kind üben, bei Frust und Ärger freundlich zu bleiben
- einen Beobachtungsplan für gute Zusammenarbeit einsetzen
- einen Belohnungsplan einsetzen
- Auszeiten zum Abkühlen einsetzen

Bei aggressivem Verhalten

- das Verhalten sofort beenden
- ruhig reden
- freundliches Verhalten einüben
- friedliche Konfliktlösungen einüben
- Selbstvertrauen des Kindes stärken

Bei Geschwisterstreit

- den Kindern eigene Lösungen zutrauen und jeden Ansatz dazu ermutigen
- zwischen einer Lösung und einer fairen Konsequenz wählen lassen
- Lösungsmöglichkeiten einüben

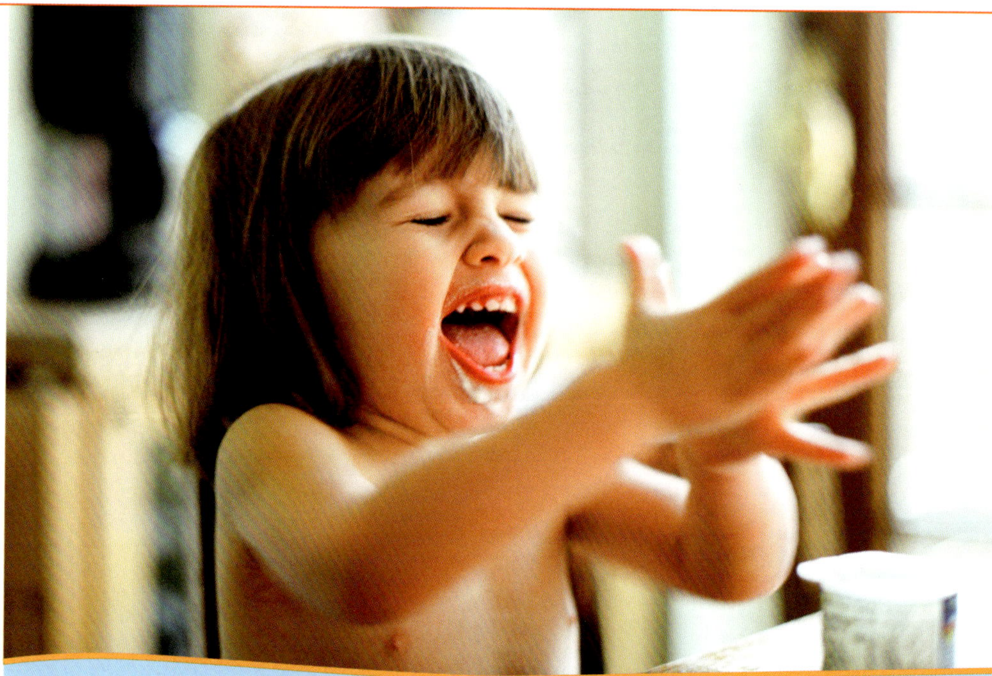

Krisen meistern mit **unruhigen, unaufmerksamen** Kindern

Immer auf Achse – nicht bei der Sache

WENN ELTERN IHRE KLEINKINDER mit in meine Praxis bringen, weil sie sich um sie oder ein älteres Geschwisterkind Sorgen machen, bin ich immer wieder erstaunt. Wie unterschiedlich verhalten sich schon die Zweijährigen! Einige beschäftigen sich während der ganzen Stunde selbstvergessen mit den bereitgestellten Bausteinen, Autos, Figuren und Bilderbüchern. Zum Schluss ist nur wenig aufzuräumen. Während der ganzen Stunde ist eine ungestörte Unterhaltung mit der Mutter oder dem Vater möglich.

Andere zerren ständig an Mama oder Papa, wollen sich mit nichts beschäftigen und sofort wieder gehen, fordern Essen oder Trinken, fangen an zu quengeln. Dass sich ihre Eltern mit jemand anderem unterhalten, gefällt ihnen gar nicht. Spielangebote lehnen sie ab, oder sie testen nur kurz irgendein Spiel und verlangen ständig etwas Neues.

Ab und zu stürmt auch ein richtiger Wirbelwind herein. Ehe man sich versieht, ist er oder sie auf dem Schreibtisch, hat die Gardine aus der Halterung gezogen, die Kindersicherung der Steckdosen getestet, den Computer ausgeschaltet, ein Bücherregal ausgeräumt. Zwei Minuten später liegt alles angebotene Spielzeug in Einzelteilen weiträumig verstreut auf dem Fußboden.

Wie anstrengend solche Stunden mit einem klammernden, quengelnden Kind und erst recht mit einem »Wirbelwind« verlaufen! Ist es ein Wunder, dass die Eltern gestresst und angespannt wirken? Sie sind nicht nur pausenlos gefordert, sondern machen sich auch Sorgen, wie es weitergehen soll. Zum Ende der Kindergartenzeit, spätestens beim Schulbeginn, wird viel von Kindern erwartet: Sie sollen lange Zeit still sitzen, aufmerksam zuhören, sich konzentriert einer Aufgabe widmen, bei Misserfolgen nicht aufgeben und vieles mehr. Für ausgeglichene, ruhige, aufmerksame Kinder ist das kein Problem. Sie kriegen das hin. Ihre Eltern müssen nicht viel dafür tun. Aber was ist mit denen, die lieber rennen, dauernd etwas Neues anfangen, immer jemanden für sich allein haben wollen – oder die im Fragebogen auf Seite 36 beim Thema »Ausdauer und Konzentration« nur wenige Punkte bekommen haben? Wie sollen Eltern damit umgehen? Wie können sie ihre Kinder auf die Schule vorbereiten? Was sollen sie tun, wenn sich die Probleme in der Schule verschlimmern?

»Ich kann nicht still sitzen!«

Immer in Bewegung

VOR KURZEM HÖRTE ICH beim Erstgespräch in meiner Praxis von einer Mutter die folgende Schilderung:

»Wie ist so etwas möglich? Schauen Sie sich meinen zweijährigen Silvio an. Wie toll er sich beschäftigen kann! So lieb und ausgeglichen wie hier ist er fast immer. Er kann jetzt schon wunderbar allein spielen. Als Baby hat er friedlich auf dem Rücken gelegen, viel gelacht, sich mit seinen Händen und Füßen beschäftigt oder einfach zugeschaut, was um ihn herum passierte. Wenn ihm langweilig war, brauchte ich ihm nur einen Löffel oder irgendeinen Gegenstand zu geben, und er war wieder die nächste Viertelstunde völlig zufrieden.

Mit seinem Bruder Fabian ist alles anders. Er ist jetzt sechs. Seinetwegen bin ich hier. Er war von Anfang an das Gegenteil. Auf dem Rücken liegen? Eine Zumutung! Herumtragen war angesagt, sonst wurde gebrüllt. Allein spielen – was ist das? Mein Mann oder ich mussten mit ihm spielen, pausenlos. Oft war er nur zufrieden, wenn wir uns beide mit ihm beschäftigt haben. Zwei Animateure für ein Kind! Schlafen – welche Zeitverschwendung! Und später: Gehen – wieso gehen? Man kann doch rennen und klettern und toben und weglaufen! Wie oft holt er sich Schrammen und Schürfwunden, wenn er mal wieder gestürzt ist – zum Glück nie etwas Ernstes! Irgendetwas bauen oder aufbauen – wie umständlich! Man kann doch auch Dinge auskippen oder auseinander nehmen oder damit werfen. Können Sie sich vorstellen, wie sein Zimmer aussieht? Wenn es einen Wettbewerb gäbe mit dem Titel ‚Wie verwandle ich mein Zimmer so schnell wie möglich in ein Schlachtfeld', dann wäre er kaum zu schlagen. Ruhig sitzen? Wie oft kippt ihm sein Glas um, oder er kippt mitsamt seinem Stuhl um, oder er springt auf, weil er angeblich ganz dringend etwas holen muss – und dabei kippt der Stuhl schon wieder um. Nur beim Fernsehen kann er mal eine Weile ruhig sitzen, aber dann kaut er an den Fingernägeln. Leise sein oder schweigen? Auch das geht nur beim Fernsehen. Ansonsten redet er ununterbrochen, egal, ob ihm jemand zuhören will. Oft frage ich mich: Wo ist bei diesem Kind der Knopf zum Ausschalten – oder wenigstens zum Runterschalten? Was ist nur mit ihm los? Warum ist er so ganz anders als sein kleiner Bruder?«

Warum ist mein Kind nur so unruhig?

Kommt Ihnen einiges aus dem Bericht der Mutter bekannt vor? Ein Kind, das so unter Strom steht und immer in Bewegung ist, als sei es von einem Motor angetrieben – ist so ein Kind nicht »hyperaktiv«, ein »Zappelphilipp«, wie er schon im unsäglich grausamen Buch vom Struwwelpeter vorkommt? Woher kommt das, und was kann man tun?

Eine Frage des Temperaments

Es ist doch erstaunlich, dass zwei Brüder so verschieden sind, und zwar vom Babyalter an – sie haben doch dieselben Eltern und wachsen unter ähnlichen Bedingungen auf. Sind es die Eltern, die ihr Kind zu einem unruhigen, ruhelosen, motorisch ständig aktiven kleinen Wesen machen? Ich glaube das nicht. Ein überaktives, unruhiges »Power-Kind« wie Fabian ist eine Herausforderung, die den Alltag lebhaft und anstrengend macht. Sein Temperament ist nicht die Schuld der Eltern – ebenso wenig, wie die ruhige, ausgeglichene Art des kleinen Bruders ihr Verdienst ist. Die beiden sind nun mal verschieden auf die Welt gekommen.

Im vorigen Kapitel wurde erklärt, warum Kinder mehr oder weniger impulsiv sind. Warten, vor dem Handeln denken, sich an Konsequenzen erinnern, an die Zukunft denken, sich an Regeln halten – für all das braucht man eine Art innere Bremse. Das, was man am liebsten jetzt tun möchte, muss dafür unterdrückt werden. Das klappt nicht bei allen Kindern gleich gut. Einige haben besonders wenige »Bremskügelchen« im Kopf – so erkläre ich es den Kindern – und verhalten sich besonders impulsiv. Ganz ähnlich ist es mit der motorischen Aktivität. Auch die wird vom Gehirn gesteuert. Es gibt Kinder, die sozusagen ständig mit durchgetretenem Gaspedal herumlaufen. Sie haben einen starken Bewegungsdrang – und können ihn kaum unterdrücken, da ihre Bremse nicht so gut funktioniert. Auf dem einen Extrem liegen Kinder wie Fabian, der seine überschießende Aktivität kaum zügeln kann. Auf dem anderen Extrem sind Kinder wie sein Bruder Silvio, der lieber ruhig sitzen und zuschauen möchte, statt sich zu bewegen, und jeder sportlichen Aktivität am liebsten aus dem Weg geht. Bewegungsfaule Kinder sind

Sich nach **Herzenslust** draußen **bewegen** – etwas Besseres gibt es nicht für besonders **aktive Kinder** mit Sicherheit weniger anstrengend für ihre Eltern. Aus gesundheitlicher Sicht kann allerdings nur zu wenig Bewegung ein Problem sein.

Ein Kind kann sich eigentlich gar nicht zu viel bewegen!

Was ist eigentlich schlimm daran, wenn ein Kind rennt, klettert, nicht sitzen bleibt, dauernd redet, herumhüpft wie ein Gummiball, lieber draußen tobt, statt drinnen zu spielen? Ich finde: zunächst einmal gar nichts. Es kommt auf die Folgen an. Solange Ihr motorisch extrem aktives Kind gleichzeitig friedfertig und bereit zur Zusammenarbeit ist (siehe Fragebogen auf Seite 36), können Sie sich als Eltern entspannt zurücklehnen und Ihren »Zappelphilipp« so annehmen, wie er (oder sie) ist. Geben Sie Ihrem Kind so viele Gelegenheiten wie möglich zum Austoben, am besten draußen.

Wann sollten Eltern eingreifen?

Sportliche Aktivität jeder Art ist sinnvoll. Das reicht aus – mehr müssen Sie nicht tun. Problematisch wird es erst, wenn die Unruhe mit bestimmten Begleiterscheinungen einhergeht.

Manche Zwei- oder Dreijährige stapeln Gegenstände aufeinander, weil sie gern klettern oder an irgendetwas Spannendes herankommen wollen. Einige laufen ständig weg und interessieren sich scheinbar nicht dafür, ob sie ihre Mama jemals wieder finden. Manche, auch ältere Kinder, rennen immer wieder ohne nachzudenken auf die Straße oder klettern auf hohe Bäume mit wackeligen Ästen, ohne darauf zu achten, wie sie wieder heil herunterkommen können. Sie reißen sich an Zäunen und Hecken nicht nur ihre Hosen kaputt, sondern verletzen sich auch daran. Ich kenne einen sechsjährigen Jungen, der innerhalb eines Jahres fünfmal am Kopf genäht werden musste.

Gefahren vermeiden

Was können Sie tun, wenn Ihr Kind sich gerne bewegt, seine Fähigkeiten dabei aber nicht besonders gut einschätzen kann und sich daher häufig verletzt oder sich in Gefahr bringt?

Wenn Sie so ein Kind haben, müssen Sie besonders sorgfältig auf seine Sicherheit achten. In den ersten Lebensjahren dürfen Sie es kaum aus den Augen lassen. Wenn es älter wird, überlegen Sie gut, in welchem Alter Sie es allein nach draußen lassen – erst recht mit dem Fahrrad oder mit Rollschuhen. Achtet es wirklich auf den Verkehr? Sagen Sie Ihrem Kind genau, wo es sich aufhalten darf. Überprüfen Sie ab und zu, ob es

HAND AUFS HERZ

Wie ist es bei Ihrem Kind?

- Verletzt es sich oft beim Rennen oder Klettern?
- Schubst es in seinem Ungestüm oft andere Kinder oder fasst sie grob an?
- Gehen durch sein Ungeschick oft Gegenstände kaputt?
- Werden durch seine Unruhe andere in seiner Umgebung stark beeinträchtigt?
- Verhält es sich zusätzlich oppositionell?

Je mehr davon auf Ihr Kind zutrifft, desto dringender braucht es Ihre Unterstützung. Dann müssen Sie für Ihr Kind auf die Bremse treten, weil es das selbst nicht so gut kann. Aber nicht einfach, weil es »zappelt«, sondern immer nur, wenn andere dadurch beeinträchtigt werden oder ihm selbst dadurch Nachteile entstehen.

sich daran hält. Treffen Sie klare zeitliche Absprachen. Wenn Ihr Kind sie missachtet, müssen Sie seinen Bewegungsspielraum vorübergehend wieder einschränken, bis es eine neue Chance bekommt. Keine Angst, Sie sind nicht »überbehütend«, auch wenn Ihr Kind heftig protestiert. Sie handeln nur verantwortungsvoll.

Das »Zappeln« kommt selten allein

Motorisch besonders aktive Kinder verhalten sich gleichzeitig auch noch häufig oppositionell und impulsiv. Die Kombination ist keinesfalls selten. Ist Ihr Kind auch betroffen? Dann denken Sie mal darüber nach, was Sie stärker belastet: das Herumzappeln – oder das Kämpfen gegen Regeln und Pflichten, das oft noch mit heftigen Wutausbrüchen und aggressivem Verhalten verbunden ist? Durch ihre motorische Unruhe legen die impulsiven Kinder sozusagen noch einen Zahn zu. Wirklich belastend ist aber eher das oppositionelle Verhalten, wie es ab Seite 50 beschrieben wurde. Was bei einem solchen Verhalten wirkt, können Sie ebenfalls dort nachlesen. Es wirkt auch bei motorisch unruhigen Kindern.

WAS WIRKT

Das ist wichtig im Umgang mit besonders aktiven Kindern

Was können Sie tun, wenn Ihr Kind seine Kraft nicht richtig einschätzen kann und dadurch »grob« mit anderen Kindern umgeht?

Besonders bei jüngeren Kindern bis zum Beginn der Kindergartenzeit kommt das häufig vor. Temperamentvolle Kinder haben oft die besten Absichten, wenn sie Körperkontakt suchen. Aber das geht oft schief. Eine zärtlich gemeinte Umarmung fällt so heftig aus, dass sie schmerzhaft wird. Ein freundschaftlicher Klaps kommt beim Empfänger als »Schubsen« an. Wenn das andere Kind sauer ist oder sogar anfängt zu weinen, sind sie ganz verwirrt. Schimpfen und Beschuldigen bringen da wenig.

Es hilft nur eins: vormachen. Zeigen Sie Ihrem Kind, wie man es richtig macht, und fordern Sie es zur Nachahmung auf: Wie man ein anderes Kind streichelt, wie man es begrüßt, wie man es in den Arm nimmt – all das können Sie gemeinsam üben. Kleine Kinder lieben Rollenspiele. Nutzen Sie das aus!

Wie können Sie reagieren, wenn durch die Tollpatschigkeit Ihres Kindes oft Gegenstände kaputtgehen?

Zum Teil müssen Sie wohl damit leben. Wo Kinder sind, gehen Sachen kaputt – ob es sich um heruntergeworfene Gläser, bekleckerte Sofas, angeknabberte Fernbedienungen oder vom vielen Kippeln wackelige Stühle handelt. Von Spielsachen, die schon wenige Stunden nach dem Auspacken ihren Geist aufgeben oder plötzlich unvollständig sind, will ich gar nicht erst reden.

Verkneifen Sie es sich, Ihrem Kind seine Ungeschicklichkeit vorzuwerfen. Versuchen Sie es lieber mit sachlichen Zwischenrufen, solange es noch nicht passiert ist: »Halt das Glas richtig fest!« – »Vorsichtig!« – »Achte auf den Stuhl!« – »Langsam!« – »Leg die Fernbedienung hin!« Unruhige Kinder sind während ihrer Hampelei oft auf »Autopilot« gestellt. Sie merken selbst gar nicht, woran sie gerade wieder herumfummeln oder womit sie gerade kippeln. Sie wachen aber aus ihrer Selbstvergessenheit auf, wenn sie mit ihrem Namen angesprochen werden, besonders, wenn man sie dabei sanft an der Schulter berührt.

Was können Sie tun, wenn Sie selbst oder Ihre ganze Familie sich durch die ständige Unruhe beeinträchtigt fühlen?

»Sitz einfach mal still!« – »Halt doch bitte still!« – »Sei doch mal ruhig!« Kann das denn so schwer sein? Für manche Kinder ist es fast unmöglich. Sie müssen mehr reden und sich mehr bewegen als andere, um sich wohl zu fühlen. Deshalb sollten Sie Ihr Kind wirklich nur dann bremsen, wenn es dadurch etwas Wichtiges lernt – oder wenn jemand anders durch seine Unruhe beeinträchtigt wird. Auf diese Weise können Sie es mit seinem besonderen Temperament so annehmen, wie es ist – und ihm gleichzeitig beibringen, dass es sich an einige Regeln halten und auch auf die Bedürfnisse anderer Rücksicht nehmen muss. Und genau so sollte es auch bei ihm ankommen. Dafür eignen sich zum Beispiel die folgenden Sätze:

- »So, jetzt bin ich auch mal dran zu erzählen.«
- »Ich brauche jetzt eine Pause. Lass uns bitte heute Nachmittag noch mal darüber reden.«
- »Bei den Mahlzeiten bleiben wir alle sitzen. Das gehört dazu.«
- »Der arme Stuhl möchte so gerne auf allen vier Beinen stehen! Gönn ihm doch mal ein bisschen Ruhe – und uns auch!«
- »Erst musst du dieses Spiel wieder richtig einräumen. Dann kann ich dir ein anderes geben.«
- »Bleib in meiner Nähe – sonst muss ich dich an die Hand nehmen.«

Solche Botschaften enthalten keine negative Bewertung, deshalb kann Ihr Kind sie leichter annehmen. Was das »Fummeln« und »Hampeln« anbetrifft, so fühlen sich Eltern dadurch zwar oft genervt. Aber wenn Sie es mal ehrlich betrachten: Werden Sie dadurch wirklich belastet? Hier ist Toleranz angesagt. Bei einigen Kindern, die alt genug sind, empfehle ich das Kauen von zuckerfreiem Kaugummi als »Dauerbewegung«. Anderen hilft es, einen Klumpen Knete in die Hand zu nehmen und nach Herzenslust daran herumzuformen. Besonders wichtig sind solche Bewegungsangebote, wenn das Kind an seinen Fingernägeln kaut oder knibbelt. Einfach nur zu sagen »Lass es sein« hilft nicht. Ihr Kind braucht eine Alternative. Irgendetwas muss es bewegen dürfen.

»Ich kann mich nicht konzentrieren!«

Ablenkung statt Aufmerksamkeit

MOTORISCHE UNRUHE ist für sich genommen kein so großes Problem. Aber sie kommt selten allein. Nicht nur impulsives, oppositionelles Verhalten gesellt sich gern dazu. Ebenso oft tritt die Unruhe zusammen auf mit Konzentrationsproblemen wie erhöhter Ablenkbarkeit und geringer Ausdauer. Jedes dieser Probleme hat es für sich allein schon in sich.

»Ich krieg die Krise!« Diesen Stoßseufzer hört man besonders oft von Eltern, wenn bei ihrem Kind – sozusagen im Dreierpack – alles zusammenkommt: Unruhe, impulsiv-oppositionelles Verhalten und geringe Bereitschaft zu Ausdauer und Konzentration.

Die fehlende »innere Bremse«

Die oben erwähnten drei Probleme treten nicht zufällig so gern gemeinsam auf: Sie sind alle miteinander verwandt. Unruhe und Impulsivität haben etwas mit einer fehlenden oder schlecht funktionierenden »inneren Bremse« zu tun (siehe Seite 63). Vielleicht überrascht es Sie: Erhöhte Ablenkbarkeit und mangelnde Konzentration haben möglicherweise eine ganz ähnliche Ursache.

Was passiert eigentlich, wenn jemand aufmerksam und konzentriert ist? Schauen wir uns einfach mal die Situation an, in der ich mich gerade befinde. Vielleicht kennen Sie etwas Ähnliches.

Es ist Sonntag. Ein strahlender Spätsommernachmittag, 25 Grad, der Himmel ist von einem unwirklichen Blau. Die Biergärten und Eiscafés sind voller fröhlicher Menschen. Wie gerne wäre ich jetzt auch draußen und würde die letzten warmen Sonnenstrahlen genießen. Stattdessen sitze ich ausdauernd in meinem Büro vor dem Computer und versuche mich auf diesen Text zu konzentrieren. Warum mache ich das? Und, was noch viel interessanter ist, wie mache ich das? Ich gebe zu, ich habe gerade ziemlich große Lust, alles stehen und liegen zu lassen, mich auf mein Fahrrad zu schwingen und in den Wald zu radeln. Diesen Drang muss ich aber unterdrücken oder zumindest hinauszögern, sonst kann ich nicht weiterarbeiten. Alles andere, was mich jetzt ablenken könnte, wie zum Beispiel ein Blick aus dem Fenster, muss ich ebenfalls unterdrücken. Dafür brauche ich eine wirkungsvolle »innere Bremse«. Und die scheint auch zu funktionieren. Aber wie?

Die Kunst, sich zu konzentrieren

Bevor ich mein Büro fluchtartig verlassen kann, schaltet mein Gehirn eine Art »Stopp-Signal« ein. Das gibt mir Zeit für ein inneres Selbstgespräch: »Du hast dich selbst entschieden, ein Buch zu schreiben. Der Abgabetermin steht fest. Den willst du doch einhalten, oder? So schlimm ist es außerdem gar nicht. Macht doch sogar etwas Spaß, gib es zu!« Schon überredet. Ich bleibe sitzen und schreibe konzentriert und ausdauernd weiter.

Wer sich ausdauernd und konzentriert einer Aufgabe oder einer Tätigkeit widmen will, muss also ablenkende und verlockend interessante Reize unterdrücken können. Das gilt gleichermaßen für große und kleine Kinder und für Erwachsene. Logischerweise ist das sehr leicht bei einer selbst gewählten Tätigkeit, die viel Spaß macht, und sehr schwer bei einer langweiligen Tätigkeit, zu der man von jemand anders verdonnert wird.

Was Spaß macht, das klappt

Jedes Kind kann sich konzentrieren, wenn es mit Begeisterung bei der Sache ist. Das gilt auch für jeden Erwachsenen. Alles um sich herum vergessen, ganz in der momentanen Beschäftigung versunken sein – das kann bei jedem Spiel, beim Sport, bei der Arbeit oder auch beim Lösen einer kniffligen Aufgabe gelingen. Wo Leidenschaft und Interesse sind, müssen keine um Aufmerksamkeit konkurrierenden Reize unterdrückt werden. Leidenschaft sorgt für gute Gefühle. Im besten Fall für Glück. Da prallt jede Ablenkung ab.

Wenn dagegen kein eigenes Interesse für eine Aufgabe da ist, wenn langweilige Pflichten erledigt werden sollen, sieht es anders aus: Die Versuchung ist groß, jede Ablenkung dankbar anzunehmen und lieber alles andere zu tun als genau das, was verlangt wird. In dem Fall müsste die »innere Bremse« eigentlich besonders gut funktionieren. Das tut sie aber nicht bei jedem im gleichen Maße. Vielmehr gibt es erhebliche Unterschiede zwischen Kindern im gleichen Alter – und ebenso zwischen Erwachsenen. Mithilfe des Fragebogens auf der nächsten Seite können Sie sich einmal bewusst machen, wie es um Ihre eigene Konzentrationsfähigkeit bestellt ist.

Begeisterung und **Interesse** machen es viel leichter, sich auf eine Tätigkeit zu **konzentrieren**

HAND AUFS HERZ

Wie steht es mit Ihrer Aufmerksamkeit und Konzentration?

Bitte lesen Sie die Fragen in Ruhe durch und geben Sie sich ehrliche Antworten.

⓪ ① ② ③	Beim Lesen schweife ich mit den Gedanken ab
⓪ ① ② ③	Ich beginne mit einer Aufgabe und wechsle dann zu etwas weniger Wichtigem
⓪ ① ② ③	Ich schiebe unangenehme Dinge auf
⓪ ① ② ③	Ich verliere den Überblick über meine Finanzen
⓪ ① ② ③	Es fällt mir schwer, pünktlich zu sein
⓪ ① ② ③	Ich nehme mir Dinge vor, die ich dann vergesse
⓪ ① ② ③	Es fällt mir schwer, den Tag zu planen
⓪ ① ② ③	Es fällt mir schwer, bei einer Sitzung, einem Vortrag oder bei der Tagesschau wirklich zuzuhören
⓪ ① ② ③	Ich suche Alltagsgegenstände, weil ich sie verlegt habe
⓪ ① ② ③	Es fällt mir schwer, Entscheidungen zu treffen
⓪ ① ② ③	Es fällt mir schwer, den Haushalt in Ordnung zu halten
⓪ ① ② ③	Wenn ich mehrere Dinge gleichzeitig erledigen muss, fühle ich mich gestresst und überfordert

⓪ nie oder fast nie ① manchmal ② oft ③ sehr oft

Je weniger Punkte bei Ihnen zusammenkommen, desto besser funktioniert Ihre »innere Bremse«. Bei weniger als 15 Punkten haben Sie wahrscheinlich keine Probleme mit Aufmerksamkeit und Konzentration. Haben Sie zwischen 15 und 25 Punkte, sind Ihnen solche Probleme zumindest nicht fremd. Wenn es mehr als 25 Punkte sind, brauchen Sie – und auch Ihr Partner – wahrscheinlich eine gute Portion Humor und viel Selbstvertrauen, um im Alltag gut bestehen zu können. Der Vorteil: Sie können Ihr Kind besser verstehen und es besser annehmen, wenn es unruhig und unkonzentriert ist.

···› Die »zweigeteilte« Aufmerksamkeit

Vielleicht gehören Sie auch zu den Erwachsenen, bei denen Aufmerksamkeit und Konzentration »zweigeteilt« sind: In Ihrem Beruf sind Sie bestens organisiert und hochkonzentriert, aber bei den lästigen Pflichten zu Hause wächst Ihnen alles über den Kopf. Wenn Ihnen Ihr Beruf Freude macht oder Sie erfolgreich sind oder viel Geld verdienen oder alles zusammen, läuft alles von allein. Wenn Sie als »Familienmanager« ausschließlich den Haushalt führen und die Kinder versorgen, haben Sie es dagegen schwerer. Es winken weder Geld noch sichtbarer, dauerhafter Erfolg. Putzen, einkaufen, Kinder anziehen, kochen, aufräumen – es ist nicht leicht, sich diesen Tätigkeiten mit gleich bleibender Konzentration und Aufmerksamkeit zu widmen.

Auch bei Kindern gibt es so eine Zweiteilung. Das »Erziehungskisten-Modell« aus dem ersten Kapitel passt sehr gut in diesem Zusammenhang. Was Kinder gern tun und selbst tun wollen, gelingt wunderbar. Wenn sie aber etwas tun sollen oder tun müssen, scheinen einige von allen guten Geistern verlassen zu sein.

Ein Beispiel: Ihr Kind ist unruhig, kann sich allein auf nichts konzentrieren – und wünscht sich, dass Mama mit ihm spielt. Sie haben aber im Haushalt zu tun und bitten es, sich eine Weile selbst zu beschäftigen, zum Beispiel mit seinen Legosteinen. Das findet Ihr Kind überhaupt nicht gut – und das Bauen klappt gar nicht. Genau umgekehrt ist es, wenn Ihr Kind sich von sich aus mit seinem Spielzeug beschäftigt und stattdessen aufräumen soll: Die Legosteine, mit denen es gerade spielt, sind jetzt das Wichtigste und Interessanteste auf der Welt, und das Spiel darf auf keinen Fall unterbrochen werden.

»Will ich – oder muss ich?«

Solange es in der »Ich-will-Kiste« bleiben darf, kann sich jedes Kind konzentrieren. Einigen Kindern fällt es sehr schwer, aus der »Ich-will-Kiste« herauszukommen. Je weniger gut die »innere Bremse« funktioniert, desto schlechter klappt es. Im Extremfall müssen die Eltern das Kind herausholen und mit Nachdruck in die »Ich-muss-Kiste« befördern. Das Problem ist aber damit noch nicht gelöst. Der Drang des Kindes zurück in die »Ich-will-Kiste« ist sehr groß. Jede Ablenkung wirkt wie ein Magnet. Aufmerksamkeit und Konzentration wollen sich einfach nicht einstellen. Das hat immer Folgen für den Erziehungsalltag. Je nach dem Alter des Kindes gibt es dabei unterschiedliche Krisen zu meistern.

Ein kleiner Ausflug in die Wissenschaft

Kinder unterscheiden sich von Geburt an. Größe, Haarfarbe, Körperbau und Augenfarbe – um nur einige Beispiele zu nennen – sind genetisch festgelegt und durch die Umwelt gar nicht oder nur bedingt zu beeinflussen. Kinder unterscheiden sich auch hinsichtlich ihrer speziellen Begabungen. Nicht jedes Kind kann Geigenvirtuose, Spitzenfußballer oder Physikprofessor werden. Obwohl mit optimaler Förderung viel erreicht werden kann, sind jedem durch seine Veranlagung mehr oder weniger enge Grenzen gesetzt.

Genauso verhält es sich mit der »inneren Bremse«. Die ererbte Fähigkeit, Reaktionen hinauszuzögern oder zu unterdrücken, ist notwendig für Selbstbeherrschung und Selbstkontrolle, für Aufmerksamkeit und Konzentration.

Viele Wissenschaftler haben sich in den letzten Jahren damit beschäftigt, den Zusammenhang von Selbstkontrolle und bestimmten Gehirnfunktionen zu erforschen. Russel Barkley, Professor für Neurologie und Psychiatrie an der Universität von Massachusetts, gehört zu den angesehensten und einflussreichsten Wissenschaftlern auf diesem Gebiet. Barkley stellte die Theorie auf, dass die »innere Bremse« ein wichtiges Unterscheidungsmerkmal zwischen Menschen ist. Gesteuert wird sie vom vorderen Teil des Gehirns, dem so genannten orbital-frontalen Kortex. Barkley beschäftigt sich besonders mit den extrem auffälligen Kindern und Erwachsenen, bei denen Impulsivität, motorische Unruhe und Aufmerksamkeitsprobleme gleichermaßen stark ausgeprägt sind. Bei den drei bis fünf Prozent der Bevölkerung mit der am schlechtesten funktionierenden »inneren Bremse« spricht man von einer Störung, die einen inzwischen recht bekannten Namen hat: »Aufmerksamkeitsdefizitsyndrom mit Hyperaktivität und Impulsivität«, abgekürzt ADS. Bei den betroffenen Personen kann man nachweisen, dass bestimmte Hirnregionen weniger aktiv sind und weniger Stoffwechselaktivität aufweisen als bei denen einer »normalen« Vergleichsgruppe. Die Unterschiede sind zu einem sehr großen Anteil – die Wissenschaftler um Barkley reden von 70 bis 90 Prozent – nicht erziehungsbedingt, sondern angeboren.

Was Sie von Barkleys Theorie in diesem Buch wiederfinden, ist Folgendes: Nicht jede Krise und jedes Problem mit Kindern ist auf Erziehungsfehler zurückzuführen. Eltern sind nicht an allem schuld! Auch die Veranlagung des Kindes spielt eine wichtige Rolle.

Bei ADS funktioniert die »innere Bremse« extrem schlecht

Die angeborene »innere Bremse« hat etwas damit zu tun, wie häufig und heftig Erziehungskrisen sind. Je schlechter sie funktioniert, desto eher wird es Probleme mit impulsivem, unruhigem oder unaufmerksamem Verhalten geben. Eltern können selbst auch betroffen sein. Die »innere Bremse« wird vererbt.

Eltern können immer etwas tun, was wirkt – wenn es auch nicht bei allen Kindern gleich gut wirkt.

Mir geht es in diesem Buch nicht um die »Störung« ADS. Erst seit einigen Jahren wird dieses Thema im Fernsehen und in zahlreichen Veröffentlichungen verstärkt diskutiert. Dabei ist es ein altes Problem, und es kommt in allen Kulturen vor. In unserer Gesellschaft »stören« die Kinder heute scheinbar mehr als früher. Dafür gibt es viele Gründe. ADS kann nur ein erfahrener Arzt oder Kindertherapeut diagnostizieren und behandeln. Aber nicht nur die wenigen »echten« ADS-Kinder haben ganz besondere Schwierigkeiten mit der inneren Bremse. Aber auch die vielen Kinder, bei denen sie nicht extrem schlecht, sondern einfach nur unterdurchschnittlich funktioniert, haben es schwer genug. Auch mit ihnen kommt es immer wieder zu Erziehungskrisen. Das betrifft immerhin 20 bis 30 Prozent aller Kinder. Eine »Störung« haben sie deshalb noch lange nicht. Sie brauchen auch keine Therapie, und erst recht keine Medikamente. Was sie brauchen, sind krisenfeste Eltern, die nicht so leicht aus der Fassung zu bringen sind.

Konzentrationsprobleme bei Kindern bis 4 Jahren

Vor einigen Jahren habe ich zusammen mit dem Kinderarzt Dr. Morgenroth in seiner Praxis eine Umfrage durchgeführt. Über 300 Eltern wurden bei den Vorsorgeuntersuchungen befragt, welches Verhalten ihrer Kinder sie besonders belaste. In allen Altersgruppen bis zu vier Jahren gab es einen Spitzenreiter: »Mein Kind will pausenlos beschäftigt werden.« 20 bis 25 Prozent der Eltern empfanden das als Problem.

Die kleine Linda lernte ich kennen, als sie drei Jahre alt war. »Sie lässt uns keine Luft zum Atmen«, klagte die erschöpfte Mutter. »Ich habe meinen Beruf aufgegeben, um mich ganz der Kleinen zu widmen. Sie bekommt so unendlich viel Aufmerksamkeit von mir! Ich lese ihr vor, bastle mit ihr, beziehe sie mit in die Hausarbeit ein. Aber es ist ihr nie genug.

Sobald ich irgendwie im Haushalt beschäftigt bin, wenn ich mal eine Tasse Kaffee trinken oder telefonieren möchte, hängt sie sofort quengelnd an meinem Rockzipfel. Ich bin davon mittlerweile so genervt, dass ich gar nicht mehr wirklich gern mit ihr spiele. Und noch etwas: Sie macht nichts allein. Alles, was ihr schwierig vorkommt, versucht sie gar nicht erst. Stattdessen will sie von mir bedient werden, zum Beispiel beim Anziehen. Sogar füttern muss ich sie noch. Tue ich es nicht, geht sofort wieder das Geknatsche los.«

Lindas Vater ergänzte: »Sobald ich zur Tür hereinkomme, muss ich mich intensiv mit ihr beschäftigen. Sonst macht sie Theater. Rollenspiele mit ihren Puppen und Stofftieren sind ihr am liebsten. Ich mache das eigentlich ganz gerne. Aber sie spielt gar nicht richtig mit. Ich komme mir vor wie ein Alleinunterhalter. Sie will bespielt werden – nur dann ist die Welt für sie in Ordnung. Puzzles oder Spiele, bei denen es ansatzweise Regeln gibt, lehnt sie ab. Am schlimmsten ist es, wenn wir alle drei zusammen sind: Sie kann es nicht ertragen, wenn ich mit meiner Frau nur mal ein paar Worte wechseln will, nicht einmal, wenn sie bei meiner Frau oder mir auf dem Schoß sitzt.«

Lindas Eltern hatten sich sehr auf ihr erstes Kind gefreut. Aber so hatten sie sich das nicht vorgestellt. Statt einer harmonischen Familienidylle gab es ständig Erziehungsstress – und als Folge davon Beziehungsstress. Linda bekam in der Regel alles, was sie wollte. Aber war es das, was sie brauchte? Die Bedürfnisse der Eltern kamen zu kurz. Beide fühlten sich ausgelaugt und erschöpft. Die Partnerbeziehung blieb dabei fast ganz auf der Strecke.

Wenn Eltern es zu gut meinen

Wie konnte es dazu kommen? Warum können Kinder wie Linda mit sich selbst so wenig anfangen? Sie sind offenbar nicht mit der Fähigkeit auf die Welt gekommen, sich ausdauernd und interessiert mit Spielen oder Alltagsgegenständen zu beschäftigen. Dafür müssten sie ihren starken Drang, im Mittelpunkt der Aufmerksamkeit ihrer Eltern zu stehen, unterdrücken. Ihre »Selbstregulation« – das ist wieder so ein Fachwort für die innere Bremse – funktioniert aber nicht sehr gut. Deshalb fordern sie immer wieder nur das eine: »Spielt mit mir! Beschäftigt euch mit mir! Am besten beide! Und zwar genau nach meinen Vorstellungen!« Lindas Eltern haben sich gedacht: »Sie kann nicht allein spielen. Dafür braucht sie uns. Also beschäftigen wir uns mit ihr, und zwar immer«.

Leider hat dieses Vorgehen für alle Beteiligten schwerwiegende Nachteile:

- Lindas Eltern geben ihre eigenen Bedürfnisse auf. Es geht ihnen aber nicht gut damit. Die Beziehung zu Linda wird belastet. Die Eltern haben das Gefühl, ein »undankbares Kind« zu haben, und empfinden sich selbst als Versager. Leider werfen sie sich zusätzlich gegenseitig vermeintliche Fehler vor. Das macht alles noch schwieriger, und es belastet ihre Paarbeziehung sehr stark.
- Linda ist nie zufrieden. »Irgendwann muss sie doch mal zufrieden sein, wenn wir ihr so viel Aufmerksamkeit schenken« – diese Hoffnung trügt. Bei genauem Hinsehen kann man das auch gut verstehen. Weder Mutter noch Vater schaffen es, dem Kind den ganzen Tag über mit gleich bleibender Geduld und Freundlichkeit ihre Aufmerksamkeit zu schenken. Zwar geht mindestens einer von beiden ständig auf sie ein, aber meist halbherzig, mit wachsender Anspannung und zunehmend schlechter Laune. Linda spürt das genau. Umso stärker wird ihr Bestreben, sich die Aufmerksamkeit ihrer Eltern zu sichern. Da Linda nicht besonders begabt zu ausdauernder Selbstbeschäftigung ist, braucht sie eigentlich besonders viele Trainingseinheiten darin. Da die Eltern ihrer Forderung »Spielt mit mir!« fast immer nachgeben, bekommt sie stattdessen besonders wenige. Hier kommen zwei ungünstige Bedingungen zusammen: Linda hat wenig Begabung darin, sich selbst zu beschäftigen. Ihre Eltern gehen aber so damit um, dass sie es auch nicht gut lernen kann. Dafür lernt sie auf diese Weise immer besser, sich die Aufmerksamkeit ihrer Eltern zu sichern.

Lernen durch Übung

Vergleichen Sie Linda einmal mit einem Kind, das wegen einer leichten Muskelschwäche in den Beinen nicht so gut laufen kann. Sollten seine Eltern sich sagen: »Unser armes Kind hat es schwer. Deshalb tragen wir es oder fahren es im Rollstuhl herum« – oder sollten sie besser sagen: »Für unser Kind ist das Laufen schwieriger als für andere. Damit seine Muskeln stärker werden, muss es aber so oft wie möglich laufen. Auch dann, wenn es etwas länger dauert.« Was meinen Sie?

Lernen kann man nur durch **Tun,** nicht durch **Vermeiden**

Zwar kommt nicht bei jedem Lernen ein perfektes Ergebnis heraus. Aber Fortschritte kann man immer erzielen.

···› Wie können Sie Ihrem Kind helfen?

Auf welche Weise können Kinder wie Linda lernen, sich selbst zu beschäftigen und mit Ausdauer bei einer Sache zu bleiben?

Selbstvertrauen aufbauen

Stärken Sie Ihr Kind. Schenken Sie ihm Aufmerksamkeit, machen Sie ihm Mut und unterstützen Sie es, sobald es sich in irgendeiner Weise positiv verhält. Die auf Seite 78 beschriebene »Büroklammer-Methode« ist auch hier sehr empfehlenswert. Verpassen Sie es auf keinen Fall, wenn Ihr Kind tatsächlich einmal allein spielt! Zeigen Sie schon nach kurzer Zeit Ihr Interesse. Schauen Sie ihm zu, zeigen Sie Ihre Anerkennung und fragen Sie es, ob Sie mitspielen dürfen. Ihr Kind wird total überrascht sein. Eine bessere Wertschätzung für das, was es tut, können Sie ihm nicht geben. Stolz über eine eigene Spielidee ist die beste Voraussetzung, sich mehr davon zuzutrauen.

Feste Spielzeiten einplanen

Feste gemeinsame Spielzeiten können als Rituale in den Tagesablauf eingebaut werden. Geeignet sind etwa die Zeit nach dem Mittagessen und die Zeit vor dem Schlafengehen. Sie können die Dauer der gemeinsamen Spielzeit vorher mit einer Küchenuhr fest einstellen. Teilen Sie die Zeit so auf, dass zuerst Sie etwas aussuchen und danach Ihr Kind. In »Ihrer« Zeit können Sie Ihr Kind an Spiele heranführen, für die es etwas mehr Aufmerksamkeit und Konzentration braucht, zum Beispiel Puzzles, Bilderbücher oder einfache Regelspiele. Wenn Ihr Kind an der Reihe ist auszusuchen, machen Sie ebenfalls alles mit, was es vorschlägt, auch wenn Sie nicht so viel Lust dazu haben.

Es ist mehr wert, eine halbe Stunde intensiv mit einem Kind zu spielen, als sich drei Stunden lang halb abwesend und genervt mit ihm zu beschäftigen! Natürlich sind darüber hinaus weitere Spielzeiten möglich. Aber mindestens eine pro Tag sollte ganz fest für Ihr Kind reserviert sein.

Dem Kind Aufgaben geben

Auch Kinder unter vier Jahren können schon feste Aufgaben übernehmen. Das schult ihre Ausdauer. Je nach Alter können sie allein essen und trinken, zur Toilette gehen, sich zumindest teilweise allein an- und ausziehen, ihre Jacke aufhängen, Spielsachen in Kisten räumen, etwas für Sie holen, den Tisch decken. Bestehen Sie darauf, dass Ihr Kind all das allein tut, was es schon allein tun kann. Viele Kinder wollen das ganz von selbst. Einige müssen mit Geduld und Nachdruck dazu angehalten werden. Auch wenn sie sich anfangs dagegen wehren – alle Kinder brauchen das Gefühl, wichtig zu sein und etwas zu schaffen.

Von einem Kind unter vier Jahren kann man noch nicht verlangen, dass es ausdauernd allein in seinem Zimmer spielt. Die Nähe von Mutter oder Vater im selben Zimmer oder zumindest in Hör- oder Sichtweite braucht ein Kind in diesem Alter wirklich noch. In diesem sicheren Rahmen können Sie mit ihm üben, Sie bei einer Beschäftigung nicht zu stören. Ihre ständige ungeteilte Aufmerksamkeit braucht es nämlich nicht – die will es nur.

WAS WIRKT

So können Sie Ihr Kind zur Selbstbeschäftigung anleiten

- Wählen Sie eine Beschäftigung, die Sie gut unterbrechen können. Legen Sie eine kurze Zeitspanne fest, zum Beispiel zehn Minuten, die Sie später allmählich ausdehnen können. Sagen Sie Ihrem Kind klar und deutlich, was Sie erledigen müssen und dass Sie in dieser Zeit nicht gestört werden möchten.
- Fragen Sie Ihr Kind, was es während dieser Zeit tun möchte, oder schlagen Sie ihm etwas vor.
- Widmen Sie sich Ihrer Beschäftigung mit voller Aufmerksamkeit.
  Wenn Ihr Kind Sie in Ruhe lässt, bedanken Sie sich in kurzen Abständen bei ihm dafür, anfangs alle 1 bis 2 Minuten, später alle 5 Minuten.
- Wenn Ihr Kind Sie trotzdem stört, bleiben Sie bei Ihrer Tätigkeit. Sagen Sie nur ab und zu, dass Sie Ihre Tätigkeit zu Ende führen werden, zum Beispiel: »Ich muss die Kartoffeln jetzt zu Ende schälen.« Verzichten Sie auf Schimpfen oder Ermahnungen.
- »Knatschen« oder demonstrativ gelangweiltes Herumhängen Ihres Kindes können Sie mit Gelassenheit tolerieren. Wenn Ihr Kind Sie aber so sehr stört, dass Sie Ihrer Tätigkeit nicht nachgehen können, kündigen Sie eine Konsequenz an, etwa eine Auszeit (siehe Seite 58). Wenn nötig, setzen Sie die Ankündigung in die Tat um.

Konzentrationsprobleme bei Vorschulkindern

Solange ein Kind noch nicht in der Schule ist, halten sich die Probleme in Grenzen. Im Kindergarten dürfen die Kinder meist wählen, was sie tun wollen. Ungeliebten Tätigkeiten können sie mit der Begründung »Das ist langweilig!« leicht aus dem Weg gehen. Mit Farben etwas aufs Papier bringen, mit Werkzeugen hantieren, kleben, schneiden – wer nicht möchte, braucht es auch nicht zu tun. Genau hinsehen, zuhören, sich etwas merken, kleine Gedichte und Lieder auswendig lernen, sich mit Alltagsthemen, Klängen, Lauten und Zahlen oder Mengen auseinander setzen – findet oder fand all das im Kindergarten Ihres Kindes statt? Sogar die Bildungspolitiker haben mittlerweile verstanden, dass hier einiges im Argen liegt. Es soll demnächst alles besser werden. Darauf können Sie schlecht warten, wenn Ihr Kind jetzt im Vorschulalter ist.

Begeisterung wecken

Was, meinen Sie, ist wohl die beste Konzentrationshilfe für ein Kind? Die Antwort ist einfach: Begeisterung, Spaß, Interesse. Auch aufmerksamkeitsschwache Kinder können alles, wenn sie wollen. Aber sie nehmen sich nicht die Zeit, sich mit inneren Selbstgesprächen zu motivieren. Was nicht sofort klappt, wollen sie deshalb oft gar nicht erst versuchen. Deshalb brauchen sie jemanden, der ihre Begeisterung und ihr Interesse weckt. Sport, Musik, Kochen, Tanz, Sprache, Handwerkliches, Zahlen, Technik, Tiere – jedes Kind ist für irgendetwas zu begeistern. Der Funke springt am leichtesten über von jemandem, der selbst begeistert ist. Bieten Sie Ihrem Kind also zunächst einmal Beschäftigungen an, die Sie selbst lieben. Singen, vorlesen, malen, basteln, Fußball spielen, vom Universum erzählen oder Kuchen backen – was Sie selbst mit Leidenschaft tun, macht Sie zu einem guten Lehrmeister. Dieser Teil der Erziehung macht richtig Spaß! Sie dürfen selbst wieder Kind sein, eigene gute Erfahrungen aufleben lassen oder unerfüllte Träume nachholen. Immer beißt Ihr Kind natürlich nicht an. Aber Sie bieten ihm ja nicht nur eine Sache an. Es wird sicher etwas für Ihr Kind dabei sein.

Begeisterung wecken hat auch etwas mit Vertrauen in die Fähigkeiten des anderen, mit Geduld und Mutmachen zu tun. Meckern und Kritisieren kann schnell jedes Pflänzchen an Interesse ruinieren. Wenn es Ihnen aber gelingt, Ihr Kind für etwas zu begeistern, tun Sie gleichzeitig viel für seine Aufmerksamkeit und Konzentrationsfähigkeit.

Aufmerksamkeit fördern

Auch wenn Ihr Kind am liebsten nur draußen herumtobt und überhaupt nicht gern still sitzt, braucht es Lernerfahrungen mit Tischspielen, mit genauem Hinsehen, Zuhören, Merken, Reden, Planen. Zum Glück ist das Angebot an Spielen und Materialien so groß, dass Sie auch hier sicher etwas finden, was Ihr Kind interessiert. Übrigens: Spiele, Bilderbücher, Kassetten und CDs kann man auch in der Bücherei ausleihen! Hier und im Anhang auf Seite 156 finden Sie eine kleine Auswahl als Anregung. Mehr Tipps können Ihnen sicherlich die Erzieherinnen aus dem Kindergarten geben.

- Kennen Sie noch Kinderlieder, die Sie mit Ihrem Kind singen können? Kaum jemand kann noch eine komplette Strophe auswendig. Besorgen Sie sich ein Liederbuch oder eine CD und singen Sie zusammen mit Ihrem Kind. Vorschulkinder können im Handumdrehen die Texte auswendig. Ich persönlich mag viele der alten Kinderlieder besonders gern. Einige Lieder werden zu Lieblingsliedern, die Ihr Kind sein Leben lang nicht mehr vergisst und später vielleicht seinen eigenen Kindern vorsingt. Singen geht immer, auch bei der Hausarbeit und im Auto. Es trotzdem eine sehr anspruchsvolle Tätigkeit, die nicht nur die Aufmerksamkeit, sondern viele Fähigkeiten gleichzeitig schult – und nebenbei noch glücklich macht.
- Zum Vorlesen oder Geschichtenerzählen brauchen Sie keine Anregungen außer der einen: Tun Sie es täglich! Es ist die beste Übung fürs Zuhören. Haben Sie keine Angst vor Wiederholungen. Wenn Ihr Kind eine Geschichte immer wieder hören will, bis es sie auswendig kann – auch gut. Alle Menschen neigen dazu, Vertrautes zu bevorzugen. Das ist bei Geschichten genauso wie bei Liedern. Lassen Sie sich von Ihrem Kind ab und zu wieder erzählen, was es gerade gehört hat. Ganz großartig ist es, wenn Sie selbst vor Fantasie sprühen, sich Geschichten ausdenken und dabei Ihr Kind mit einbeziehen.
  Beim Singen und Geschichtenerzählen geht es nicht um Perfektion. Vor allem zählt die gemeinsame Freude daran.
- Ratespiele fördern ebenfalls die Aufmerksamkeit. Außer dem Klassiker »Ich sehe was, was du nicht siehst« können Sie zum Beispiel auch gegenseitig Personen, Tiere oder Gegenstände durch Ja-nein-Fragen erraten lassen (»Hat es vier Beine? Kann es bellen? …«). Das hat einen guten Lerneffekt – und verkürzt lange Autofahrten.

- Puzzles schulen das Planen, das genaue Hinsehen und die Feinmotorik, Gedächtnisspiele das visuelle Gedächtnis. Bei diesen Spielen ist schon genaueres Überlegen erforderlich. Sie eignen sich besonders, um mit dem Kind etwas sehr Wichtiges zu üben: das laute Mitdenken. Beim Memory etwa könnte sich das so anhören »Hm, wo war noch mal die Katze? Ich glaube hier. Ach nein, das hatten wir doch gerade erst. Jetzt bist du dran, und ich muss noch mal überlegen …« Beim Puzzeln: »Ich suche erst einmal die Teile vom Rand, dann wird es leichter. Das hier? Nein, da passt die Form nicht.« Das hört sich banal an. Das laute Mitdenken ist aber sehr empfehlenswert, es hat sogar unter Fachleuten einen eindrucksvollen Namen: Wenn Sie immer wieder laut kommentieren, was Sie gerade tun, machen Sie mit Ihrem Kind »Selbstinstruktionstraining«. Ihr Kind lernt von Ihnen, sich selbst Anweisungen zu geben und Selbstgespräche zu führen. Die dürfen ruhig laut sein. Die Worte werden später von allein durch Gedanken ersetzt.
- Würfelspiele fördern den Blick für Mengen und Zahlen und die Gewöhnung daran, dass man nicht jedes Mal gewinnen kann. Einfache Kartenspiele erfüllen denselben Zweck.
- Rollenspiele wie »Mutter, Vater, Kind« oder mit Puppen und Spieltieren, Kaufladen oder Arztkoffer fördern Fantasie, Einfühlungsvermögen und sprachliche Ausdrucksfähigkeit.
- Malen fördert unter anderem die Feinmotorik. Es muss aber Spaß machen: Ziehen Sie Ihrem Kind einen Kittel an, drücken Sie ihm einen Pinsel oder einen dicken Stift in die Hand und lassen es ein großes Blatt voll malen, »bis man nichts Weißes mehr sieht«. Auch Ausmalen ist gut, wenn ein Kind es mag. Das Tun ist das Ziel, nicht das Ergebnis! Verschonen Sie Ihr Kind mit Kommentaren wie »Das hast du aber unordentlich ausgemalt« oder »Dein Haus hat ja gar keine Tür«!
- In Buchhandlungen gibt es zahllose Vorschulhefte, LÜK-Kästen (»Lernen, Üben, Können«) und CD-ROMs. Vieles davon ist empfehlenswert. Überhäufen Sie Ihr Kind aber nicht mit zu viel Material. Auf Seite 156 finden Sie einige weitere Anregungen.

Bleiben Sie dran!

All diese Vorschläge sind für alle Kinder sinnvoll. Kinder mit Aufmerksamkeits- und Konzentrationsproblemen sind aber schwerer zu begeistern. Deshalb passiert es oft, dass Eltern ihre guten Vorsätze nach und nach vergessen und immer weniger von all den fördernden

Aktivitäten anbieten. (»Unser Kind hat sowieso keine Lust dazu.«) Das ist sehr schade. Denn diese Kinder brauchen mehr Lernerfahrungen und Übungseinheiten, nicht weniger. Mit dem Test unten können Sie überprüfen, ob Sie Ihrem Kind genug davon anbieten.

Fernsehen – gut oder schlecht?

Eines wurde bisher nicht erwähnt: das Fernsehen. Natürlich kann Ihr Kind ab und zu fernsehen. Ich glaube aber nicht, dass dadurch seine Aufmerksamkeit und Konzentrationsfähigkeit gefördert wird. Bei guten Sendungen bleibt manchmal etwas Sinnvolles hängen, vor allem, wenn Sie mit Ihrem Kind darüber sprechen. Aber Fernsehen erfordert keine aktive, aufmerksame Auseinandersetzung. Im Zimmer eines Vorschulkindes oder eines jüngeren Schulkindes hat ein Fernsehgerät nichts zu suchen.

HAND AUFS HERZ

Wie gut fördern Sie Ihr Kind?

Wie oft wenden Sie sich mit Ihrem Kind zusammen den folgenden Aktivitäten zu?

(0) (1) (2) (3) Singen
(0) (1) (2) (3) Vorlesen oder Geschichten erzählen
(0) (1) (2) (3) Ratespiele
(0) (1) (2) (3) Gedächtnisspiele
(0) (1) (2) (3) Würfelspiele oder Kartenspiele
(0) (1) (2) (3) Malen oder Basteln
(0) (1) (2) (3) Puzzles
(0) (1) (2) (3) Rollenspiele

Versuchen Sie, mindestens 16 Punkte zu erreichen – je mehr, desto besser!

(0) nie oder fast nie
(1) 1-mal im Monat
(2) 1-mal pro Woche
(3) täglich oder fast täglich

Konzentrationsprobleme bei Schulkindern

»Julius war im Unterricht leicht ablenkbar. Er muss noch lernen, seine Mitteilungsfreude zu zügeln. Seine Aufmerksamkeit musste häufig geweckt werden. Er erfasste neue Lerninhalte recht schnell, es gelang ihm jedoch nur selten, Arbeitsaufträge eigenständig anzufangen und in angemessenem Tempo zu Ende zu bringen. Er musste wiederholt zur Mit- beziehungsweise Weiterarbeit aufgefordert werden. Mit Arbeitsmaterialien muss er sorgfältiger umgehen. Im mathematischen Bereich löst er die Aufgaben sicher. Er muss sich aber um eine sorgfältigere Arbeitsweise bemühen. Im mündlichen Bereich arbeitet er schneller als im schriftlichen.«

Das sind Auszüge aus Julius' allererstem Zeugnis vom Ende des ersten Schuljahrs. Julius ist ein intelligenter Junge mit vielen Interessen und außerordentlichen naturwissenschaftlichen Kenntnissen. Die Schule macht ihm nicht viel Spaß. Das Zeugnis ist zum einen ein Beispiel dafür, wie sich Probleme mit Aufmerksamkeit und Konzentration in der Schule bemerkbar machen können. Außerdem zeigt es, wie man einen kleinen Jungen entmutigen kann. Statt seine besonderen Fähigkeiten zu fördern, wird fast nur auf seinen Schwächen herumgehackt. Ist es ein Wunder, dass er sich in der Schule lieber mit seinen Fantasien beschäftigt statt aufzupassen? Die Lehrerin ist sowieso nie zufrieden mit ihm. Welche Hausaufgaben er erledigen soll, bekommt er oft nicht mit. Damit anzufangen kostet ihn riesige Überwindung. Sie zu Ende zu führen fällt ihm schwer. Und ordentlich sollen sie auch noch sein! Julius traut sich immer weniger zu: »Ich will nicht. Ich kann nicht!«

Zusammenarbeit mit der Schule

Schulische Probleme können nur in Zusammenarbeit mit der Schule gelöst werden. Voraussetzung ist, dass die Eltern auf dem Laufenden sind. Das eine Zeugnis pro Halbjahr reicht nicht aus. Die Eltern bekommen zwar mit, wie gut ihr Kind Lesen oder Schreiben oder Rechnen lernt – aber nicht, ob es im Unterricht aufpasst, sich beteiligt, stört oder vollkommen »unsichtbar« ist.

Als Julius' Eltern sein Zeugnis gelesen haben, fielen sie aus allen Wolken. So ist das nicht fair. Bei Schwierigkeiten brauchen Eltern regelmäßig Rückmeldungen über Verhalten und Fortschritte ihres Kindes. Das Kind muss wissen, was genau von ihm erwartet wird. Eltern und Kind müssen regelmäßig erfahren, wie gut es ihm gelungen ist, die Anforderungen zu erfüllen. Nur dann kann zu Hause darauf reagiert werden. Mit einem Aufwand von rund 30 Sekunden pro Tag kann eine Grundschullehrerin den Eltern die wichtigsten Informationen geben! Zusätzlich gewinnt sie für sich selbst wertvolle Erkenntnisse.

Dazu habe ich einen Beobachtungsbogen entwickelt, der mit der Lehrerin abgesprochen und individuell verändert werden kann. Die Lehrerin vergibt für jedes erwünschte Verhalten Punkte. Am Ende jeden Schultages nimmt sie die Bewertung vor. Je mehr Punkte Ihr Kind erreicht, desto besser. Sie schauen den Plan jeden Tag mit Ihrem Kind an und sprechen darüber.

Der Beobachtungsplan kann auch als Belohnungsplan genutzt werden. Eine Möglichkeit: Bei mindestens 12 Punkten darf Ihr Kind an dem Tag eine halbe Stunde am Computer spielen. Auch Wochenbelohnungen sind denkbar: Julius musste anfangs mindestens 50, später 60 Punkte pro Woche schaffen. Er bekam dafür am Ende der Woche ein Comic-Heft.

Sie können einige Punkte aus dem Plan weglassen oder durch andere Verhaltensweisen ersetzen. Einige Beispiele: »Redet nur, wenn sie (er) aufgerufen wird«, »Verträgt sich mit anderen«, »Redet höflich mit der Lehrerin.«

WAS WIRKT

Beobachtungsplan für die Schule

Erwünschtes Verhalten (Vorschläge)	**Mo.**	**Di.**	**Mi.**	**Do.**	**Fr.**
Schreibt die Hausaufgaben vollständig ins Hausaufgaben-Heft					
Beteiligt sich am Unterricht					
Fängt zügig mit den Aufgaben an					
Folgt dem Unterricht aufmerksam					
Beendet angefangene Aufgaben					
Folgt den Anweisungen der Lehrerin					

Punkte: **0** = trifft gar nicht zu **1** = trifft ein wenig zu **2** = trifft größtenteils zu **3** = trifft genau zu

Aktivieren Sie immer nur einen einzigen Belohnungsplan für Ihr Kind. Auf Seite 70 wurde bereits ein anderer Plan für die täglichen Pflichten vorgestellt. Entscheiden Sie, welcher Ihrem Kind im Moment mehr hilft. Nach einigen Wochen können Sie wechseln, aber benutzen Sie nicht beide gleichzeitig. Das wäre zu viel des Guten.

Motivation und Kontrolle

Nicht die Belohnung ist das Entscheidende. Der Plan erhöht einfach die Motivation des Kindes – und zum Teil auch die der Lehrerin. Einen Teil des Erfolges kann sie schließlich sich selbst und ihrem Engagement zuschreiben. Sie kann nämlich einiges tun, um einem aufmerksamkeitsschwachen Kind zu helfen: Sie kann darauf achten, dass es einen Sitzplatz in ihrer Nähe mit einem eher ruhigen Banknachbarn hat. Sie kann es öfter mit Namen ansprechen oder ihre Hand kurz auf seine Schulter legen, um es an seine Aufgabe zurückzuführen. Und sie kann ihm auf jede erdenkliche Art Mut machen, sein Interesse wecken und es in seinen Fähigkeiten bestärken.

Klare **Absprachen** mit der **Schule** helfen Ihrem Kind

Der elterliche Einflussbereich beschränkt sich auf die Hausaufgaben und das Üben. Aber auch dafür brauchen Sie klare Absprachen mit der Schule. Sie müssen wissen, was Ihr Kind aufhat. Und Ihnen muss klar sein, was Sie tun sollen, wenn es – aus welchen Gründen auch immer – unangemessen lange dafür braucht.

In den ersten Schuljahren ist es bei einigen Kindern erforderlich, dass die Lehrerin die Vollständigkeit der eingetragenen Hausaufgaben im Hausaufgabenheft kontrolliert. Es kann nicht sein, dass die Mutter an jedem Nachmittag Detektiv spielen und hinter den Hausaufgaben hertelefonieren muss. Wenn die Lehrerin es ablehnt, die Eintragungen zu kontrollieren, muss sie sich eine Konsequenz für unvollständige oder fehlende Hausaufgaben überlegen. Sie kann dann nicht den Eltern den »schwarzen Peter« zurückgeben.

Es darf auch nicht sein, dass sich die Mutter oder der Vater komplett für die Hausaufgaben ihres Kindes verantwortlich fühlt. Hilfe anbieten ist zwar gut. Kinder mit Konzentrationsproblemen brauchen sie auch. Aber manche Kinder wollen den Zeitpunkt, den Umfang und die Art der Hilfe genau bestimmen. Es muss alles nach ihrer Nase gehen, sonst fangen sie an zu jammern oder zu schimpfen.

WAS WIRKT

Feste Regeln für die Hausaufgaben

- Geben Sie Ihrem Kind eine klare Struktur: ein regelmäßiger Tagesablauf, eine feste Zeit für die Hausaufgaben und ein fester Ort.
- Gehen Sie zusammen die Eintragungen im Hausaufgabenheft durch.
- Lassen Sie Ihr Kind entscheiden, womit es anfangen will.
- Lange Aufgaben teilen Sie möglichst in übersichtlichere Teilaufgaben.
- Vereinbaren Sie gemeinsam eine Zeit, die es voraussichtlich brauchen wird.
- Bleiben Sie in der Nähe, falls Ihr Kind Fragen zu den Aufgaben hat.
- Gehen Sie in anfangs sehr kurzen Abständen zu Ihrem Kind und machen ihm Mut. Loben Sie Ihr Kind für alles, was es allein schafft.
- Wenn Ihr Kind während der Hausaufgaben respektlos mit Ihnen redet oder laut wird, geben Sie ihm die Wahl: »Rede freundlich mit mir. Dann helfe ich dir weiter. Sonst musst du ohne meine Hilfe auskommen.«
- Wenn Ihr Kind ohne Ihre Hilfe nicht fertig wird, machen Sie, wie weiter oben vorgeschlagen, eine Notiz für die Lehrerin ins Hausaufgabenheft.
- Wenn Ihr Kind beim Lesen, Schreiben oder Rechnen zusätzliche Übung braucht, machen Sie ein Ritual daraus: Lesen Sie zum Beispiel jeden Abend abwechselnd mit ihm eine Seite aus einem Buch vor. Oder diktieren Sie ihm einen Satz. Oder Sie üben fünf Minuten lang das Einmaleins.

Beobachtungsplan für die Hausaufgaben

Erwünschtes Verhalten	Mo.	Di.	Mi.	Do.	Fr.
Hausaufgaben stehen im Aufgabenheft					
Beginnt zügig mit den Aufgaben					
Arbeitet konzentriert					
Führt die Aufgaben zu Ende					
Macht wenig Flüchtigkeitsfehler					

Punkte: **0** = trifft gar nicht zu **1**= trifft ein wenig zu **2** = trifft größtenteils zu **3** = trifft genau zu

Und vor lauter Angst, dass ihr Kind sonst ohne Hausaufgaben bleibt, lassen sich Eltern auf die unmöglichsten Bedingungen ein: Sie diktieren die Lösungen der Rechenaufgaben, fangen abends um neun an ein Diktat zu üben oder gemeinsam ein Gedicht auswendig zu lernen, schreiben ganze Aufsätze vor …

Sprechen Sie mit der Lehrerin ab, innerhalb welcher Zeit ein Kind mit den Hausaufgaben fertig sein sollte. Verlängern Sie diese Zeit eventuell noch um eine halbe Stunde. Wenn Ihr Kind dann noch nicht fertig ist, beenden Sie die Sitzung und machen eine Notiz ins Hausaufgabenheft. Fast alle Lehrerinnen, die ich kenne, befürworten dieses Vorgehen.

»Wenn nur die Hausaufgaben nicht wären …«

In die Schule gehen die meisten Kinder im Grundschulalter ganz gern. Aber die Hausaufgaben finden fast alle schrecklich. Die mit einer mehr oder weniger schlecht funktionierenden »inneren Bremse« können sich zu so etwas Langweiligem sehr schwer aufraffen. Sie wollen viel lieber etwas Interessanteres tun – deshalb schreit es in ihnen (und manchmal auch aus ihnen heraus): »Ich will das nicht!« Sobald es ein bisschen schwieriger wird und sie sich anstrengen müssen, kommt dazu: »Ich kann das nicht!« Ohne Hilfe der Eltern sind diese Kinder bei den Hausaufgaben verraten und verkauft. Glauben Sie nicht den »klugen« Ratgebern, die behaupten, Ihr Kind müsse das alles ganz selbstständig erledigen. Das stimmt nicht für alle Kinder. Tipps für Hausaufgaben ohne Stress kann ich Ihnen leider nicht anbieten. Aber für Hausaufgaben mit möglichst wenig Stress.

Beobachtungsplan für die Hausaufgaben

Auch für die Hausaufgaben können Sie einen Beobachtungsplan führen. Er dient Ihrer eigenen Information: Nach einigen Wochen können Sie erkennen, ob es zum Beispiel an bestimmten Wochentagen besser klappt als anderen – und dann überlegen, ob diese anderen Tage möglicherweise zu »vollgepackt« mit Terminen sind. Wenn Sie die Tipps im Kasten auf Seite 107 beherzigen, können Sie mithilfe des Beobachtungsplans auch gleichzeitig sehen, ob sich das auf die Punktzahl positiv auswirkt.

Als Belohnungsplan ist die Liste ebenfalls verwendbar. Noch einmal: Entscheiden Sie sich für nur einen Plan! Ihr Kind soll nicht das Gefühl bekommen, den ganzen Tag pausenlos bewertet zu werden. Ob Ihr Kind zur Zeit eher in der Schule oder bei den Hausaufgaben eine gezielte Motivationshilfe braucht, wissen Sie selbst am besten.

DAS WICHTIGSTE AUF EINEN BLICK

Unruhige Kinder können ihren Bewegungsdrang nicht so gut unterdrücken. Ihr »Zappeln« wird aber erst zum Problem, wenn sie sich selbst oder andere damit beeinträchtigen. Nur dann sollten die Eltern eingreifen. Was bei impulsiven Kindern hilft, wirkt auch bei unruhigen.

Wie gut die Steuerung der Aufmerksamkeit und Konzentration bei einem Kind funktioniert, hängt nur teilweise von der Erziehung ab. Auch die Veranlagung spielt eine Rolle. Für einige Kinder ist es sehr schwer, längere Zeit bei einer Tätigkeit zu bleiben, besonders dann, wenn sie keinen Spaß macht. Sie brauchen ganz besonders die Unterstützung ihrer Eltern.

Was wirkt:

Bei kleineren Kindern, die sich nicht allein beschäftigen können

- das Selbstvertrauen des Kindes aufbauen
- feste Spielzeiten einplanen
- das Kind gezielt zur Selbstbeschäftigung anleiten
- dem Kind eigene Aufgaben geben

Bei Vorschulkindern

- Begeisterung wecken
- Aufmerksamkeit üben mit Hilfe von:
  - Singen
  - Vorlesen
  - Ratespielen
  - Puzzles
  - Gedächtnisspielen
  - Würfelspielen
  - Kartenspielen
  - Rollenspielen
  - Malen und Basteln

Bei Schulkindern

- ein Beobachtungsplan für die Schule, der auch als Belohnungsplan genutzt werden kann
- feste Regeln für die Hausaufgaben
- ein Beobachtungsplan für die Hausaufgaben
- Klare Absprachen mit der Schule

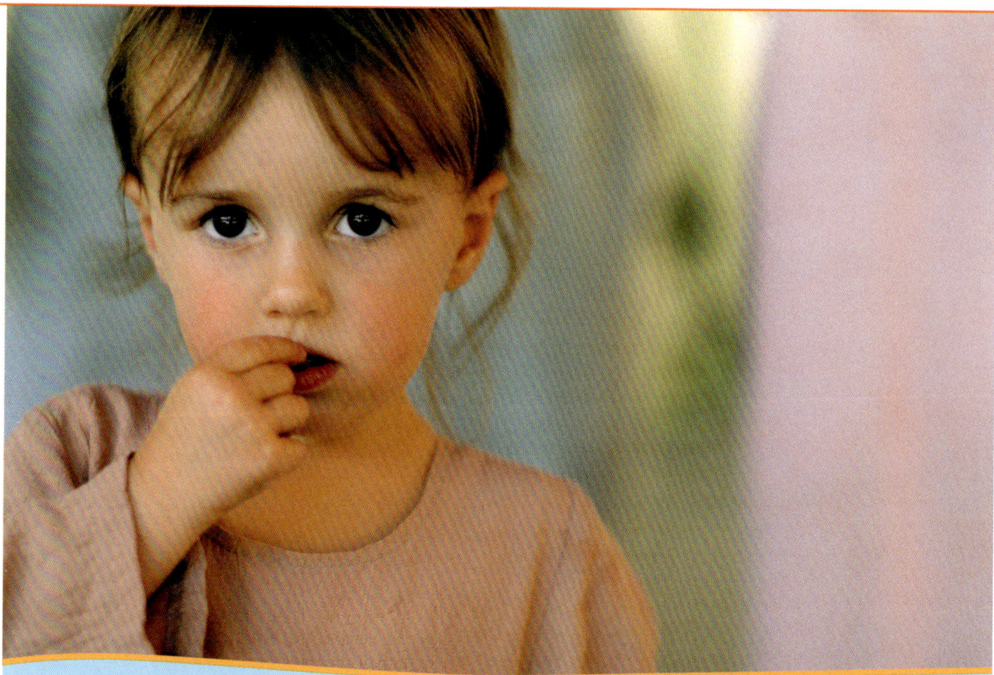

Krisen meistern mit **schüchternen** und **ängstlichen** Kindern

»Ich trau mich nicht!«

ALLE KINDER HABEN MANCHMAL ANGST. Das hat seinen Grund: Ein Teil des Gehirns erfüllt die Aufgabe einer inneren Alarmanlage. Er liegt mitten im Gehirn, sieht aus wie eine Mandel und trägt den geheimnisvollen Namen »Amygdala« (griechisch: amygdale = Mandel). Bei der Wahrnehmung gefährlicher Reize schlägt die Amygdala blitzschnell Alarm. Bevor das Kind weiß, was los ist, reagiert sein Körper: Die Stress-Hormone im Blut steigen. Das Kind hört sofort mit dem auf, was es gerade tut. Sein Gehirn wird sehr aktiv. Die Muskelspannung steigt, der Puls schlägt schneller. Das Kind ist bereit zum Hilfeschrei, zum Kampf, zur Flucht oder zum Rückzug. Erst dann dringt der Reiz ins Bewusstsein vor. Das Großhirn bewertet die Situation, vergleicht sie mit früheren Erfahrungen. Wird nun »Entwarnung« gegeben, beruhigt sich die Amygdala. Wenn nicht, bleibt sie aktiv. Die Amygdala vergisst nichts. Wenn sie sehr heftig erregt worden ist, kann sie sogar das Großhirn überstimmen.

Zu wenig Angst, also ausbleibender Alarm bei Gefahr, kann verhängnisvoll sein: Hat ein Kind keine Angst vor Autos, läuft es unbedacht auf die Straße. Hat es keine Angst vor Verletzungen, riskiert es oft gefährliche Kletter-Aktionen. Es ist von der Natur weise eingerichtet, dass Kinder gerade zwischen zwei und sechs Jahren viele Ängste haben. In diesem Alter sind sie besonders gefährdet. Im Babyalter waren sie zu wenig mobil, um sich bewusst in Gefahr zu begeben. Ab sechs Jahren können sie allmählich selbst Verantwortung für ihre Sicherheit übernehmen.

Manchmal hindert die Angst Kinder aber an angenehmen oder wichtigen Aktivitäten, oder sie geraten in einer harmlosen Situation in Panik. Die »Alarmanlage« ist bei ihnen zu empfindlich eingestellt. Sie löst Fehlalarm aus bei einem Reiz, der gar nicht gefährlich ist. Das Großhirn korrigiert den Fehlalarm nicht. Es bestätigt »Gefahr!«, und die Angst wird noch größer. Woher soll ein kleines Kind wissen, wann ihn seine Angst vor einer echten Gefahr schützt und wann es sich damit selbst im Weg steht? Eltern tun gut daran, den Ängsten ihrer Kinder mit Gelassenheit zu begegnen. Sehr oft finden diese mit der Zeit selbst einen Weg, damit umzugehen. Wenn die Angst aber zu einer Art Gefängnis wird, ist Hilfe angesagt.

»Bleib bei mir!«

Trennungsangst und Schüchternheit

IM FRAGEBOGEN auf Seite 36 kam das Thema Selbstvertrauen vor – das Gegenteil von ängstlichem und schüchternem Verhalten. Wenn Ihr Kind in diesem Bereich ein auffälliges Ergebnis erzielt hat, müssen Sie sich wahrscheinlich öfter damit auseinander setzen. Ob es ein echtes Problem ist, hängt vom Alter des Kindes ab.

Trennungsangst bei Kindern bis zum 3. Lebensjahr

Das zweite und dritte Lebensjahr bezeichnet man als »Trotzalter«. Ebenso könnte man vom »Rockzipfel-Alter« reden. (Väter sind hier aber ausdrücklich einbezogen!) Die Kinder entdecken in dieser Phase nicht nur, dass sie eigenständige Persönlichkeiten sind. Sie können auch klarer unterscheiden zwischen dem, was ihnen vertraut ist, und dem, was für sie fremd und eventuell bedrohlich ist. Wie gut, dass die Eltern in der Nähe sind, bei denen sie Schutz suchen können. Kinder haben mit zwei oder drei Jahren einfach noch keine andere Möglichkeit, für ihren Schutz zu sorgen. Der »Rockzipfel« ist ihre Lebensversicherung. Ihre Schlussfolgerung »Immer schön in Mamas Nähe bleiben« ist absolut angemessen.

Zwar weinen längst nicht alle Kinder in dem Alter, wenn sie von ihren Eltern getrennt sind. Bei unserer Befragung von über 300 Eltern (siehe Seite 95) traf das für jedes dritte Kind im zweiten Lebensjahr und für jedes sechste im dritten Lebensjahr zu. Trotzdem gilt: Fast jede Art von Trennungsangst in dem Alter ist normal und altersgerecht. Entscheidend ist, wie die Eltern damit umgehen. Davon hängt ab, ob das Kind sich weiterentwickelt, allmählich weniger Situationen als bedrohlich empfindet und immer mutiger und unabhängiger wird – oder ob es in einen Kreislauf von Angst und Vermeidung hineingerät und seinen Lebensraum dadurch immer mehr einengt. Sie helfen Ihrem Kind am besten, wenn Sie …

- Trennungsangst und Schüchternheit als etwas Normales akzeptieren
- Ihr Kind mit seiner Angst annehmen
- Ihr Kind in zumutbaren Häppchen immer wieder mit den ungefährlichen Situationen zusammenbringen, vor denen es Angst hat.

Bei Kindern bis zu drei Jahren gibt es klassische Auslöser, die zu Krisen führen:

Allein im Raum bleiben

»Mein Kind ist wie eine Klette. Ich kann mich nicht in Ruhe anziehen, duschen, nicht einmal zum Klo gehen. Es fängt sofort an zu weinen, wenn ich mich ein paar Schritte wegbewege, und erst recht, wenn ich den Raum verlasse.« So etwas höre ich oft von jungen Müttern. Wie würden Sie damit umgehen? Braucht ein ein- bis zweijähriges Kind die ständige Gegenwart von Mutter oder Vater? Eine Mutter berichtete mir, wie sie das Problem »gelöst« hat: Sie bot ihrem Zweijährigen ständigen Körperkontakt an. Das ging so weit, dass er sich auf ihren Rücken setzte, während sie auf Knien durch die Wohnung rutschte, um sauberzumachen. Damit tat sie ihm auf Dauer nichts Gutes. Kinder brauchen in dem Alter zwar die Nähe der Eltern und die Sicherheit, dass jemand da ist. Ein zweijähriges Kind allein in einem Zimmer spielen zu lassen, womöglich mit geschlossener Tür, ist noch zu viel verlangt. Aber die Eltern müssen ihr Kind auch nicht in jeden Raum mitnehmen. Wenn es will, kann es nachkommen. Die Tür offen lassen, in Sichtkontakt bleiben, mit dem Kind reden, während Sie kurz in einen anderen Raum gehen – so machen Sie es ihm leichter. Manchmal vermischt sich Trennungsangst mit dem Problem »Ich kann mich nicht allein beschäftigen« (siehe Seite 95 ff.)

Das Thema Trennungsangst taucht besonders oft im Zusammenhang mit Schlafproblemen auf. Viele Kinder wollen abends nicht allein ins Bett oder wachen nachts auf und weinen. Meiner Ansicht nach ist es für Kinder zumutbar, allein in einem Zimmer und allein im eigenen Bett zu schlafen. Es tut ihrem Schlaf in der Regel gut. Voraussetzung ist das sichere Gefühl, dass die Eltern in der Nähe sind, es lieb haben und für seine Sicherheit sorgen. Nächtliche Ängste werden ab Seite 136 genauer behandelt. Zum Thema Schlafen finden Sie außerdem zusätzliche Informationen ab Seite 132.

»Ich will Mama«

Einige trennungsängstliche Kinder sind ganz auf eine Bezugsperson fixiert. Sie weinen, wenn ihre Mama den Raum verlässt, obwohl ihr Papa bei ihnen ist – oder umgekehrt. Daraus entwickelt sich recht häufig das »Ich-will-Mama«- oder das »Ich-will-Papa«-Spiel: Das Kind will selbt entscheiden, wer es auszieht, wickelt, füttert oder ins Bett bringt. Wenn »der Falsche« es versucht, weint es herzzerreißend.

Angst hat manchmal auch etwas mit Macht zu tun

Die Grenze zwischen »Ich habe Angst« und »Ich will nicht« ist fließend, auch für das Kind selbst. Wenn Eltern immer nachgeben und das Kind entscheiden lassen, unterstützen sie die Trennungsangst. Wer von den Eltern welche Aufgaben übernimmt, darf nicht vom ängstlichen Weinen des Kindes abhängen.

Babysitter

Wenn Sie jemanden gefunden haben, auf den Sie sich verlassen können und der liebevoll mit Ihrem Kind umgeht, können Sie es guten Gewissens ab und zu für einige Zeit dort abliefern, auch wenn es weint. Die Trennung ist zwar schmerzhaft für Ihr Kind, aber es macht jedes Mal die Erfahrung, dass Sie wiederkommen. Dadurch wird die Trennung nach und nach weniger bedrohlich. Es wäre nicht richtig, wenn Sie mit Rücksicht auf Ihr Kind immer zu Hause blieben. Damit würden Sie seine Entwicklung nicht fördern, sondern behindern – abgesehen davon, dass Sie sich selbst auf die Dauer »eingesperrt« und frustriert fühlen und Ihr Kind das auf irgendeine Weise spüren lassen würden.

Eine **kurze** Trennung mit zuverlässiger **Betreuung** ist normal und zumutbar

Spielgruppe

Stellen Sie sich vor: Sie sind mit Ihrem gerade zweijährigen Kind neu in eine Spielgruppe gekommen. Es spielt aber nicht, sondern klammert sich an Ihnen fest und weint. Was würden Sie tun? Nicht mehr hingehen? Das wäre keine gute Idee. Es kann ja sein, dass Ihr Kind sich beim zweiten oder dritten Mal an die Umgebung gewöhnt und sich doch noch von Ihnen löst. Wenn es aber nach vier bis fünf Wochen immer noch weint, kann eine Pause wirklich angebracht sein. Mit gerade zwei Jahren ist Ihr Kind vielleicht noch überfordert damit, sich auf eine so unüberschaubare Gruppe einzustellen. Aber spätestens kurz vor dem Eintritt in den Kindergarten, gegen Ende des dritten Lebensjahres, sollten Sie einen neuen Anlauf wagen. Jetzt braucht Ihr Kind Lernerfahrungen wie diese: »Eine Gruppe mit anderen Kindern ist unübersichtlich, aber nicht gefährlich. Es passiert mir nichts Schlimmes. Je mehr ich mich an die anderen Kinder und die Betreuerin gewöhne, desto sicherer fühle ich mich.« Diese Erfahrungen kann es nur machen, wenn die Mutter nicht gleich aufgibt. Selbst vom Zuschauen von Mamas sicherem Schoß aus profitiert es. Ohne solche Lernerfahrungen fällt gerade ängstlichen Kindern später das Allein-Bleiben im Kindergarten viel schwerer.

Angst vor dem Kindergarten

Mit drei Jahren kommen die meisten Kinder in den Kindergarten. Nun sollen sie mehrere Stunden täglich ohne ihre Eltern klarkommen, viele neue Kinder kennen lernen und sich den fremden Erzieherinnen anvertrauen. Auch Aktivitäten wie Musikschule oder Turngruppe finden ab jetzt ohne Eltern statt. Die Trennungsangst, die beim jüngeren Kind normal und akzeptabel war, wird nun zum echten Problem. Was tun, wenn das Kind morgens nicht in den Kindergarten will, sondern immer weint und sich vielleicht heftig wehrt? Was tun, wenn es so schüchtern ist, dass es gar nicht mit den anderen Kindern spielt? Wenn es nirgendwo ohne die Eltern bleiben will? Und wie ist es zu erklären, dass es ohne seine Eltern oder in fremder Umgebung immer noch so ängstlich und schüchtern ist, obwohl es zu Hause unbekümmert, laut und vielleicht sogar »rotzfrech« erscheint?

Die Rolle der Veranlagung

Für Schüchternheit und soziale Ängste gibt es mehrere Ursachen, die sich gegenseitig beeinflussen. Eine wichtige Rolle spielen die biologischen Voraussetzungen. Zwillingsstudien haben gezeigt, dass es angeborene Unterschiede gibt: Eineiige Zwillinge sind sich in Bezug auf Sozialangst und Schüchternheit ähnlicher als zweieiige. Schüchterne und gehemmte Kinder können mit neuen, schwer einzuschätzenden Situationen nicht so gut umgehen. Ihre Angstschwelle ist sehr niedrig. Die auf Seite 111 bereits erwähnte Amygdala schlägt schon bei einer eigentlich harmlosen sozialen Situation Alarm. Eine Verhaltenshemmung tritt ein: Das Kind kann nicht mehr unbefangen reagieren, sondern ist gehemmt und »traut sich nicht«. Kinder mit dieser Veranlagung haben es ein bisschen schwerer als andere.

Der Anteil der Erziehung

Die Veranlagung erklärt nur einen Teil der Unterschiede zwischen den Kindern. Eine wichtige Rolle spielt auch das Vorbild der Eltern. Kinder ahmen ihre Eltern nach – in jeder Hinsicht.

Der wichtigste erzieherische Einfluss ist aber ein anderer: Sehr oft unterstützen die Eltern das Vermeidungsverhalten ihres Kindes. Davon wird die Angst leider nicht geringer. Im Gegenteil: Sie wächst. Angst vor Trennung oder Angst vor einer fremden Umgebung kann nur besser werden, wenn das Kind lernt, die Situation auszuhalten. Wer einmal weggelaufen ist und die Angst so beenden konnte, wird das beim nächsten Mal wieder und mit noch mehr Durchsetzungskraft versuchen.

Einige Eltern meinen es aber so gut mit ihrem Kind, dass sie es am liebsten vor allem Unangenehmen bewahren wollen. Es muss zu Hause keinerlei Anforderungen erfüllen. Alles, was es nicht tun will, braucht es auch nicht zu tun. Es kennt nur die »Ich-will-Kiste«. Das Kind ist der »Chef«, es hat alle im Griff. Erstaunt es Sie, dass diese Art von Erziehung nicht nur Opposition, sondern auch Angst produzieren kann?

Stellen Sie sich vor, so ein Kind kommt in eine neue Umgebung, zum Beispiel in den Kindergarten. Plötzlich stellt es fest: »Hier kann ich gar nicht alles kontrollieren! Hier macht nicht jeder, was ich will!« Darauf ist es nicht vorbereitet. Konflikte zu bewältigen und unangenehme Situationen auszuhalten hat es nicht gelernt. Was tut das Kind? Im schlimmsten Fall verweigert es einfach die neue Situation: »Da ist es blöd! Da will ich nicht hin!« Wird das Kind dann trotzdem in den Kindergarten gebracht, weint und schreit es vor Angst. Je impulsiver es ist, desto heftiger. Was werden nun gerade solche Eltern tun, die ihrem Kind nichts Unangenehmes zumuten? Sie werden geneigt sein zu sagen: »Gut, mein armes Kind, dann bleibst du zu Hause« – und es wieder mitnehmen. Wird das Kind am nächsten Tag gern in den Kindergarten gehen? Natürlich nicht. Es hat mehr Angst als vorher.

Jedes Kind muss lernen, neue Situationen zu meistern, statt sie zu vermeiden

Schüchternheit hat auch Vorteile

Schüchternheit hat allerdings auch eine sehr positive Kehrseite. »Mein Sohn Tim hat zwei total unterschiedliche Persönlichkeiten! Niemand glaubt mir, was zu Hause bei uns los ist. Woanders ist er das liebste Kind!« Solche Sätze höre ich sehr oft. Obwohl Tim sich zu Hause oft respektlos und »rotzfrech« benimmt, hält er sich im Kindergarten oder in fremder Umgebung an die Regeln. Dort kann er höflich und freundlich sein. Die Schüchternheit übernimmt die Rolle der zu Hause fehlenden inneren Bremse.

Woanders will Tim, wie viele andere Kinder auch, nicht auffallen und kein Außenseiter sein. Das nennt man sozialen Anpassungsdruck. Ich nenne es die »Schüchternheitsbremse«. Diese Bremse wirkt aber nur dann segensreich, wenn sie die Impulsivität des Kindes etwas »herunterregelt«. Wenn sie zu heftig wirkt und außerhalb von zu Hause zu einer totalen Hemmung führt, kann man natürlich nicht mehr von einem positiven Effekt reden.

Was können Sie tun, um Ihrem Kind den großen Schritt in den Kindergarten zu erleichtern?

Ihr Kind vorbereiten

Es hilft, wenn Ihr Kind schon vorher öfter mit anderen Kindern zusammen war. Dafür bietet sich eine Spielgruppe an oder ein privater Kreis mit Verwandten oder Freunden und deren Kindern. Viele Kindergärten bieten auch Kennenlern-Tage an, mit und ohne Eltern. Nutzen Sie sie!

Ein Abschiedsritual einführen

Eine feste, vorhersehbare Struktur gibt Ihnen und Ihrem Kind Sicherheit. Ein gemeinsames Spiel oder ein kleines Puzzle als Ritual vor dem Abschiedskuss ist für Ihr Kind ein sehr hilfreiches Angebot – aber nur, wenn der Umfang von Anfang an ganz klar feststeht und nicht je nach Stimmung des Kindes täglich neu ausgehandelt wird.

Mit dem Kindergarten zusammenarbeiten

Bei den meisten Kindern ist der Trennungsschmerz kurz und heftig. Wenn das bei Ihrem Kind aber nicht der Fall ist, sondern das Kind auch nach Wochen noch lang anhaltend weint, stimmt irgendetwas nicht. In einer solchen Situation ist eine sehr enge Zusammenarbeit mit dem Kindergarten erforderlich. Das Problem muss dort gelöst werden. Ihr Kind muss sich dort wohl fühlen. Wenn Sie gar kein gutes Gefühl haben, was das Engagement und Einfühlungsvermögen der Erzieherinnen angeht, ist in seltenen Fällen auch einmal ein Kindergartenwechsel angebracht.

Eine Geschichte erzählen

Auch Bilderbücher oder kleine Geschichten können bei der Vorbereitung auf den Kindergarten helfen. Ich arbeite bei ängstlichen Kindern sehr gern mit »therapeutischen Geschichten«. Im weiteren Verlauf des Buches werden Sie einige davon finden. In jeder dieser Geschichten wird das spezielle Problem des Kindes zum Thema gemacht, und am Ende wird eine Lösung angeboten. Auch kleine Kinder finden sich sehr leicht in der Geschichte wieder.

Ich erzähle meistens Geschichten von Tieren. Das schafft ein wenig Abstand zum Problem des Kindes und hilft ihm, die Lösung anzunehmen. In diesem Buch handeln alle Geschichten von kleinen Mäusen. Jede Mäuse-Geschichte können und sollten Sie bei Bedarf ein bisschen verändern, sodass sie für Ihr Kind genauer passt. Die Mäusegeschichte auf der folgenden Doppelseite eignet sich für alle Kinder, denen der Kindergarten nicht ganz geheuer ist.

Toni, Luca und der Kindergarten

Es waren einmal zwei Mäuschen: Luca und Toni. Sie wohnten im selben Wald und waren ganz normale Mäusekinder mit einem schönen weichen Fellchen und einem spitzen Schnäuzchen und ganz winzigen Mäusezähnchen. Beide lebten glücklich und zufrieden bei ihren Familien im Mäusehaus. Sie konnten den ganzen Tag im Wald spielen und toben und machen, wozu sie Lust hatten.

Eines Tages wurden Luca und Toni von ihren Mäusemamas geweckt. **»Aufstehen, Luca! Ich bringe dich in den Mäusekindergarten!«**, rief Lucas Mama. Luca hüpfte begeistert auf ihren kleinen Mäusepfoten herum und piepste: »Jippie, endlich kann ich in den Kindergarten! Jippie, da ist es total super!« Schwupps, war sie angezogen, und dann raste sie los, dass die Mäusemama kaum hinterher kam. »Halt, warte auf mich, ich kann nicht so schnell«, rief die Mama. Aber Luca konnte es gar nicht abwarten, und sie flitzte vor bis zum Kindergartentor.

Am selben Tag rief auch Tonis Mama: »Aufstehen, Toni! Heute ist der große Tag! Ich bringe dich in den Kindergarten!« Aber Toni wollte nicht aufstehen. Und sie wollte erst recht nicht in den Kindergarten. »Ich will nicht«, piepste Toni. »Ich kenne das doch alles nicht! Du musst bei mir bleiben!« – »Jetzt zieh dich erst mal an«, sagte Tonis Mama freundlich. »Es tut mir leid, dass das mit dem Kindergarten so schwer für dich ist. Ich bringe dich auch rein und mache noch ein Puzzle oder ein Spiel mit dir, bevor ich gehe.« Tonis Mama musste Toni beim Anziehen helfen. Toni flitzte gar nicht so schnell wie Luca, sondern ging so langsam sie konnte neben ihrer Mama her. **»Du musst aber bei mir bleiben«**, piepste sie immer wieder. Ihre Mama sagte nicht viel, sie streichelte nur ab und zu über ihr weiches Fellchen.

Als sie im Mäusekindergarten angekommen waren, klammerte sich Toni ganz fest an ihre Mama. Die Mama ging mit ihr zusammen hinein und machte mit ihr ein Puzzle von einem großen bunten Schmetterling. Dann sagte sie: »So, mein Schatz, ich gehe jetzt. Gleich hole ich dich wieder ab. Mach's gut.«

Sie gab Toni noch ein Küsschen – und schon war sie draußen. Tonis Schnäuzchen zitterte. **In ihren kleinen schwarzen Mäuseaugen glitzerten ein paar Tränchen.** Sie fühlte sich ziemlich allein. Sie kannte doch niemanden hier! Am liebsten hätte sie laut losgeweint. Da kam eine ganz nette große Maus, die nahm sie an die Hand und sagte: »Hallo Toni, ich bin Pia. Ich zeige dir, was du hier alles machen kannst.«

Toni war es immer noch nach Weinen zumute. Aber sie guckte sich alles an. Sie sah die anderen Mäuse spielen und toben und hörte sie fröhlich piepsen. Alles war ihr ein bisschen fremd und unheimlich. Da entdeckte sie Luca. Mit Luca hatte sie schon mal im Wald gespielt. Luca sagte gerade zu ihrer Mama: »Mama, wann gehst du endlich? Ich will doch jetzt mit den anderen Mäusen spielen!« Und dann stupste sie ihre Mama mit ihrem spitzen Schnäuzchen zum Tor. Toni staunte. Da kam Luca zu ihr und sagte: **»Dich kenne ich doch! Komm, wir bauen was zusammen!«** Auf einmal ging alles ganz leicht. Toni baute was mit Luca, und sie fand den Kindergarten schon gar nicht mehr so unheimlich. Dann malte sie ein bisschen, dann lief sie mit den anderen Mäusen draußen herum und schaute zu, wie sie zusammen mit der großen Piamaus ein paar Mäusespiele machten. Bei dem Lied »Mäuschen in der Grube« piepste sie ganz leise mit, das kannte sie nämlich schon. Da stand auch schon die Mama in der Tür und wollte Toni abholen. Toni sprang ihr fröhlich entgegen. **Sie fühlte sich richtig groß und mutig.** Den ganzen Vormittag hatte sie es ohne ihre Mama geschafft. »Morgen male ich wieder ein Bild«, sagte sie beim Rausgehen. Die Mama strahlte und gab ihr einen zarten Mäusekuss auf das kleine weiche Schnäuzchen.

Tonis Mama in der Mäusegeschichte zeigt, wie es gehen könnte. Sie bleibt gelassen, nimmt Tonis Gefühle ernst, redet wenig und bietet ein Abschiedsritual an. Genauso können Sie nun mit Ihrem Kind üben, seine Trennungsangst und Schüchternheit allmählich zu überwinden. Sie handeln wie Tonis Mama. Die Geschichte und das Üben mit Ihrem Kind gehören zusammen.

Passend zu Ihrem Kind sind die Mäuschen entweder Mäusejungen oder Mäusemädchen. Wenn Sie einen Sohn haben, ändern Sie die Geschichte entsprechend.

Auch selbst loslassen

Auch für Sie ist es neu und ungewohnt, Ihr Kind für einige Stunden im Kindergarten abzugeben. Wenn Ihr Kind sich nicht wie das mutige Mäuschen Luca verhält, sondern eher wie die ängstliche Maus Toni, wird Ihnen das nicht ganz leicht fallen. Wenn Sie aber Sicherheit ausstrahlen, macht das Ihrem Kind Mut. Was gibt Ihnen Sicherheit? Zunächst einmal müssen Sie dem Kindergarten und den Erzieherinnen vertrauen können. Während der nächsten paar Stunden sind Sie nicht dabei. Sie können nicht die Konflikte Ihres Kindes lösen, ihm bei seiner Angst nicht beistehen. Das müssen Sie aushalten. In dem Moment, in dem Sie Ihr Kind im Kindergarten abgeben, geben Sie auch die Verantwortung ab. Wenn Ihr Kind weint, sind die Erzieherinnen gefragt, sich etwas einfallen zu lassen. Und das werden sie auch tun, darauf können Sie sich verlassen. Sie bleiben schließlich in engem Kontakt mit ihnen. Bereiten Sie sich darauf vor, dass auch Sie sich trennen und loslassen müssen. Vielleicht ist es für Sie genau so schwer wie für Ihr Kind.

Machen Sie Ihrem Kind die Trennung nicht schwerer, sondern **leichter!**

Angst vor der Schule

Viele Kinder freuen sich auf die Schule und können den ersten Tag gar nicht erwarten. Anderen dagegen fällt der Übergang richtig schwer. Was können Sie tun, wenn Ihr Kind sagt: »Schule ist blöd. Da will ich nicht hin!«? Sie könnten ihm zum Beispiel immer wieder erklären, wie toll die Schule ist und dass alle anderen Kinder sich schließlich auch darauf freuen. Glauben Sie, das hilft? Ich glaube es nicht. Ihr Kind hat nun mal kein gutes Gefühl beim Thema Schule, aus welchen Gründen auch immer. Wenn Sie ihm erzählen, die Schule sei etwas Tolles, fühlt es sich nicht ernst genommen. Außerdem vermitteln Sie ihm damit, dass sein ungutes Gefühl »nicht richtig« ist. So wird sein Widerstand eher noch wachsen.

Die Gefühle des Kindes respektieren

Nehmen Sie die Gefühle Ihres Kindes an. Lassen Sie aber nicht den geringsten Zweifel daran aufkommen, dass es in die Schule gehen wird. Wenn eher Macht und Opposition im Spiel sind als Angst, ist ein Satz wie der Folgende angebracht: »Das tut mir leid, dass du gar nicht so gerne da hingehen willst. Zur Schule gehen müssen alle Kinder, daran kommt keiner vorbei. Aber zum Glück muss niemand **gerne** hingehen.«

Ängstliche Kinder brauchen ein Angebot, sich zu öffnen und über ihre Sorgen zu reden. Einige Vorschläge:

- »Es ist richtig schwer für dich, dass bald etwas ganz Neues anfängt.«
- »Die Schule ist dir ein bisschen unheimlich – du weißt gar nicht so richtig wie es da ist, oder?«
- »Du stellst dir die Schule gar nicht schön vor? Was meinst du – wie könnte es so sein in der Schule?«

Rollenspiele anbieten

Eine gute Vorbereitung sind Rollenspiele. Jedes Kind liebt es, Schule zu spielen. Lassen Sie Ihr Kind auch mal Lehrer oder Lehrerin sein. Eine Tafel mit Kreide als Spielmaterial ist gut, aber ein großes Blatt und ein dicker Stift tun es auch. Lassen Sie sich von Ihrem Kind etwas beibringen, was es schon kann.

Wenn Sie »Schüler« sind, dürfen Sie sich ruhig ein bisschen dumm anstellen, so dass Ihr Kind Ihnen alles mehrmals erklären muss: Sie wissen nicht gleich, wie man eine Sonne malt oder ein Haus oder eine Zahl oder einen Buchstaben. Lassen Sie sich auch bei den »Hausaufgaben« von Ihrem Kind helfen.

Anfangs trauen Sie sich nicht, sich zu melden oder eine Frage zu beantworten. Im Laufe des Spiels überwinden Sie dann allmählich Ihre Schwierigkeiten – so sind Sie im Spiel ein gutes Modell für Ihr Kind. Zum Schule-Spielen können Sie Ihr Kind natürlich nicht zwingen, es kann immer nur ein Angebot sein. Aber es ist einen Versuch wert. Je mehr Spaß es Ihnen beiden macht, desto mehr bringt es.

Bei »Bauchschmerzen« fest bleiben

Der Übergang vom Kindergarten in die Schule ist gemeistert, das Kind hat die Anfangsschwierigkeiten überwunden, die Eltern atmen auf. Allerdings gibt es einige Wochen später nach den ersten Ferien noch mal eine kritische Phase.

Oft läuft es ähnlich wie beim sechsjährigen Nico: Am ersten Schultag nach den Herbstferien kam aus der Schule ein Anruf: Nico habe Bauchschmerzen und müsse abgeholt werden. Auf mein Nachfragen erzählte die Mutter: »Als ich da war, um ihn abzuholen, verwandelte sich Nico sofort wieder in einen putzmunteren fröhlichen Jungen.« Der Kinderarzt konnte bei einer sorgfältigen Untersuchung nichts Auffälliges feststellen. Trotzdem musste Nico am nächsten Tag wieder mit Bauchschmerzen abgeholt werden.

Ähnlich erging es auch der kleinen Sara, ebenfalls im ersten Schuljahr. Auch sie musste nach den Ferien erstmals mit Bauchschmerzen abgeholt werden. Auch bei ihr war nichts festzustellen, auch sie war zu Hause sofort putzmunter und fröhlich. In beiden Fällen setzten sich die Eltern mit der Lehrerin zusammen und suchten nach Ursachen, aber sie fanden nichts.

Sara blieb erst einmal ein paar Tage zu Hause. Danach wollte sie gar nicht mehr zur Schule. Um es ihr leichter zu machen, ging die Mutter eine Woche lang mit in die Schule und blieb bei ihr sitzen, in der Hoffnung, ihrer Tochter würde das Alleinbleiben danach leichter fallen. Das Gegenteil trat ein: Am fünften Tag wollte Sara auch mit der Mutter zusammen nicht mehr zur Schule gehen. Sie weinte und klammerte immer mehr. Nach dieser Vorgeschichte war es für Sara extrem schwierig, wieder einen anderen Weg als Vermeiden und Weglaufen einzuschlagen. Es wurde für alle Beteiligten aufwändig und anstrengend. Die »Hilfe« von Saras Mutter war nach hinten losgegangen. Sara hatte so nicht lernen können ihre Trennungsangst zu überwinden.

Nicos Mutter ging anders vor. Sie sah sein fröhliches Gesicht, sobald sie ihn abgeholt hatte. Ihr war klar, dass Nico nahe daran war herauszufinden: »Immer, wenn mir etwas unangenehm ist, werde ich abgeholt, und dann geht es mir sofort gut!« Diese Erkenntnis hätte seine Bauchschmerzen außerordentlich wertvoll für ihn gemacht. Das wollte Nicos Mutter nicht noch unterstützen. Deshalb erklärte sie ihm freundlich und aus voller Überzeugung:

»Es tut mir leid, dass du in der Schule manchmal Bauchschmerzen hast. Es ist ja auch schwer, sich nach den Ferien wieder an die Schule zu gewöhnen. Aber dein Bauch ist gesund, das hat dir der Kinderarzt gesagt. Deine Bauchschmerzen sind sehr unangenehm für dich, aber sie sind nicht gefährlich. Du kannst damit in der Schule bleiben. Ich werde dich jetzt nicht mehr abholen.«

Am nächsten Tag waren Nicos Bauchschmerzen nur noch »ein bisschen« zu spüren. Ab dem übernächsten Tag waren sie überstanden. Mit ihrer Festigkeit hat Nicos Mutter ihrem Sohn etwas Schwieriges zugemutet, und das war gut für ihn. So machte er die Erfahrung, dass er eine schwierige Situation meistern kann und nicht davor weglaufen muss. Darauf war Nico richtig stolz.

Sehr selten kommt es vor, dass es nicht bei »Bauchschmerzen« bleibt, sondern ein Kind vor der Schule mehrmals erbricht oder sich in Panik an die Eltern klammert. Für diese schwierigen Situationen gibt es keine Patentlösung. Zögern Sie nicht, sondern nehmen Sie so schnell wie möglich fachliche Hilfe in Anspruch. Ängste lassen sich sehr viel leichter bewältigen, wenn sie noch nicht seit langem bestehen und nicht festgefahren sind.

»Das Monster kommt!«

Angstfantasien

BEI EXTREMER SCHÜCHTERNHEIT und Trennungsangst ist die Angstschwelle zu niedrig, sodass im Gehirn auch bei harmlosen Reizen »Alarm« ausgelöst wird. Bei Angstfantasien gibt es dagegen gar keinen Reiz von außen. Das Kind erfindet selbst, was ihm Angst macht. Das können Gedanken sein oder Fantasievorstellungen, die das innere Alarmsystem, die Amygdala, aktivieren und zu heftigen Angstreaktionen führen. Ältere Kinder wissen genau, dass die Angst machenden Bilder ihrer Fantasie entspringen. Das nützt ihnen allerdings nicht viel. Jüngere Kinder können manchmal noch nicht so gut zwischen Fantasie und Wirklichkeit unterscheiden. »Verrückt« sind die Kinder natürlich trotz ihrer Angstfantasien keinesfalls.

Mona und das Monster

Die sechsjährige Mona hatte Angst vor einem scheußlichen schwarzen Monster, das tagsüber und natürlich besonders abends und nachts jederzeit auftauchen konnte. Sie beschrieb es mir ganz genau:

»Es ist groß, viel größer als ich, und dick. Es hat schwarzes, zotteliges Fell mit langen Haaren. Darunter sieht man die glibberige Haut. Die Haare hängen über den schwarzen Augen, sie sind fast ganz verdeckt. Es stinkt nach vergammeltem Fisch. Hände und Arme hat es nicht. Aber einen Mund mit spitzen Zähnen, der innen rosa ist. Ich habe Angst, dass es mich mitnimmt in seine Monsterhöhle.«

Das Monster erschien zu jeder Tageszeit. Besonders schlimm war es abends und nachts. Dann hatte Mona das Gefühl, dass das eklige Monster wahrhaftig vor ihr stehen würde. Es war nicht herauszufinden, warum Mona diese Fantasiegestalt eigentlich entwickelt hatte. Mona war ein sehr sensibles, kreatives Mädchen mit einer außergewöhnlichen Vorstellungskraft. Genau das war ihr zum Problem geworden. Was lag da näher, als in dem Problem selbst die Lösung zu suchen?

Ich bat Mona, das Monster in meine Praxis zu »bestellen«. Das gelang ihr mühelos. Es stand nach Monas Beschreibung zottelig und glibberig neben meiner großen Zimmerpflanze, überragte diese um ein Stück und stank nach Fisch. Ich konnte sehen, wie Mona sich verkrampfte. Da es Monas eigener Fantasie entsprungen war, musste es ihr doch möglich sein, das Bild aktiv zu verändern. Ich fragte sie, ob sie das Monster schrumpfen lassen könnte, vielleicht auf die Größe einer Katze oder einer Maus. Das klappte nicht so gut. Deshalb sollte sie probieren, die Farbe des Fells zu verändern. Ich schlug Weiß statt Schwarz vor. Mona entspannte sich etwas. Das Monster sah schon viel weniger bedrohlich aus. Ich ließ sie weitere Farben ausprobieren. Plötzlich strahlte sie. »Pink!« sagte sie. Das war es. Wir gingen zusammen zu der Stelle, wo sie das Monster »hingestellt« hatte. Ich bat sie, das pinkfarbene Fell vorsichtig zu berühren. »Es fühlt sich jetzt ganz weich und flauschig an«, flüsterte Mona. »Und es duftet nach Rosen!«

Durch den einfachen Vorschlag, die Farbe zu verändern, hatte sich das Monster in ein freundliches Kuscheltier verwandelt. Mona konnte diese Verwandlung nun jederzeit selbst vornehmen. Wir gingen noch einen Schritt weiter: Mona kam auf die Idee, ihr neu erfundenes großes freundliches pinkfarbenes Monster zu Hilfe zu holen, wenn sie vor etwas Angst hatte. Dazu malte sie Bilder: Auf ein kleines Blatt eins vom schwarzen Scheusal, dann auf ein riesiges Blatt eins vom freundlichen Flauschmonster in Pink. Zuletzt malte sie, wie das pinkfarbene Monster die Fantasie-Wölfe verscheuchte, die nachts manchmal in ihr Bett klettern wollten. So hatte sie ihre Angstfantasie dauerhaft bewältigt.

WAS WIRKT

Die Angstfantasie aktiv verändern

Wenn Ihr Kind vor seinen eigenen Fantasiebildern Angst hat, nutzen Sie seine Vorstellungskraft. Lassen Sie sich sein Fantasiebild genau beschreiben. Dann schlagen Sie Ihrem Kind verschiedene Möglichkeiten zur aktiven Veränderung vor. Einige Beispiele:

- Möchtest du es kleiner werden lassen?
- Möchtest du ihm eine andere Farbe geben?
- Möchtest du ihm eine andere Stimme geben?
- Möchtest du es an einen anderen Ort gehen lassen?

Bilder, die Angst machen

Bei Mona war die Ursache für ihre Ängste nicht herauszufinden. Bei anderen Kindern ist es sehr einfach. Was eignet sich wohl besonders gut, um Angstfantasien auszulösen? Es sind Bilder, die die Aufnahmefähigkeit der Kinder überfordern. Zwar erstaunt mich immer wieder, wie »cool« mittlerweile auch kleine Kinder auf brutale Computerspiele und Filme reagieren. Manche haben sich aber ihre Sensibilität bewahrt. Einige werden von Szenen, die für sie zu gruselig oder brutal waren, regelrecht verfolgt.

Eines davon ist die siebenjährige Deborah. Sie war in einem der ab sechs Jahre freigegebenen »Harry-Potter«-Filme beim Anblick einer Riesenschlange, die in der Wasserleitung hauste und mit ihrem Blick töten konnte, in Panik geraten. Besonders die fürchterlichen Augen der Schlange verfolgten sie. Deborah konnte nicht mehr allein ins Bad gehen, weil sie die Schlange aus dem Ausguss auftauchen sah, und hatte abends im Bett Angst, weil die bedrohlichen Augen vom Schrank auf sie gerichtet waren.

Deborah konnte das Bild von der Schlange nicht so leicht verändern, dafür war es zu stark. Wir mussten zunächst einmal herausfinden, was ihr eigentlich Spaß machte. Sie ging regelmäßig zum Reiten und hatte dort ein Pony namens Sternchen besonders in ihr Herz geschlossen. Sternchen war groß und stark und deshalb sehr gut zu gebrauchen als Helfer gegen die Schlange. Ich fragte Deborah, was Sternchen wohl mit der Schlange machen würde. Ihre Antwort: »Sternchen würde der Schlange mit ihren Hufen die Augen austreten.« Auf ein riesiges Blatt malte Deborah diese ziemlich brutale Fantasie. Man sah richtig das Blut spritzen! Sie malte sich selbst dazu, direkt neben Sternchen. Es tat ihr gut. Sie sah sich nicht mehr als hilfloses Opfer, sondern war mit ihrem starken Verbündeten zum Sieger über die Schlange geworden.

Dann besprachen wir mit ihrer Mutter zusammen, wie Deborah üben konnte, wieder länger allein im Bad und abends in ihrem Bett zu bleiben. Wir fingen mit wenigen Sekunden an und steigerten die Zeit, bis Deborah wieder allein duschen, ihre Zähne putzen und zuletzt auch allein ins Bett gehen konnte. Das gelang aber nur, weil ihre Ängste durch die Fantasieübungen schon ein ganzes Stück geschrumpft waren.

Es gibt keine Patentlösung, die bei allen Angstfantasien hilft. Es lohnt sich aber immer, die Fantasie und Vorstellungskraft des Kindes zu nutzen und ihm so bei der Bewältigung seiner Ängste zu helfen. In sehr schwierigen Fällen sind Eltern damit überfordert. Dann kann ein Kindertherapeut helfen.

»Da krieg ich Panik!«

Kindliche Phobien

VON EINER PHOBIE spricht man, wenn jemand mit heftiger Angst oder Panik auf einen eigentlich harmlosen äußeren Reiz reagiert. Nicht nur Kinder haben Phobien, sondern auch Erwachsene. Bestimmte Tiere, etwa Spinnen, Schlangen oder Hunde, aber auch laute Geräusche, Dunkelheit, Feuer, Fahrstühle, Enge, große Plätze, der Anblick von Blut und vieles mehr können phobische Reaktionen hervorrufen. Recht oft stehen Phobien im Zusammenhang mit einem besonders belastenden oder sogar traumatischen Erlebnis. Einige Beispiele:

- Ein Kind, das einmal von einem Hund gebissen wurde, kann vielleicht schon Angst beim Anblick eines Hundes in einem Bilderbuch bekommen.
- Ein Kind, das ein Feuer miterlebt hat, gerät vielleicht bereits in Panik, wenn es Wasserdampf in der Küche sieht.

Bei vielen Kindern geht die Angstreaktion im Laufe der Zeit zurück. Wenn längere Zeit nichts Gefährliches mehr passiert ist, wird der Reiz vom inneren Alarmsystem wieder als harmlos eingestuft. Bei einigen Kindern schlägt die Amygdala (siehe Seite 111) aber nach langer Zeit immer noch Alarm – besser gesagt: Fehlalarm. Vielleicht ist das Alarmsystem des Kindes grundsätzlich sehr empfindlich, die Angstschwelle also besonders niedrig. Oder das Ereignis war besonders schlimm, verbunden mit heftigen Schmerzen oder großer Angst. Wenn beides zusammenkommt, ist das Entstehen dauerhafter Angstreaktionen am wahrscheinlichsten.

Genau so war es bei der fünfjährigen Janina. Sie kam zu mir in die Praxis, weil sie panische Angst vor Luftballons hatte. Das ging so weit, dass sie sich weigerte, sich einem Haus zu nähern, in dem Luftballons sein könnten. Dazu gehörten der Kindergarten, die Schule ihrer Schwester oder die Wohnungen ihrer Spielkameraden. Auch Luftballons in der Fußgängerzone lösten bei Janina Panik aus. Tatsächlich gab es ein belastendes Erlebnis, mit dem alles angefangen hatte:

Als Janina noch nicht zwei Jahre alt war, war sie bei einer Geburtstagsfeier zusammen mit einem älteren Jungen in einem Raum. Dort waren aufgeblasene Luftballons, und der Junge begann, einen nach dem anderen zu zertreten. Janina bekam bei dem lauten Knallen fürchterliche Angst. Sie konnte die Tür nicht öffnen, dafür war sie zu klein. Sie konnte nicht fliehen, nur schreien.

Es dauerte eine Weile, bis die Mutter das Mädchen erlöste. Janina konnte sich an den Vorfall gar nicht mehr erinnern. Aber ihre Amygdala hatte ihn sich eingeprägt und dafür gesorgt, dass für Janina seitdem alles, was mit Luftballons zusammenhängt, als hochgefährlich einstufte. Deshalb vermied Janina jeden Kontakt mit Luftballons und konnte nicht die Erfahrung machen, dass die in Wirklichkeit nicht gefährlich sind. Die Angst wurde mit der Zeit immer größer.

Janina hatte nur eine Chance, ihre Angst vor Luftballons loszuwerden: Sie musste sich mit ihnen auseinander setzen. Das war sehr schwer für sie. Deshalb erfand ich mit ihrer Mutter zusammen zuerst eine Mäusegeschichte, in der Janina sich mit ihrem Problem wiederfinden konnte. Natürlich geht die Geschichte gut aus: Die Maus Jenny findet am Ende eine Lösung – für Janina ein Anreiz, auch einmal über eine Lösung nachzudenken, statt immer wegzulaufen.

Jenny und die Luftballons

Jenny war eine fröhliche kleine Maus. Sie ging in den Mäusekindergarten, aber sie freute sich schon auf die Schule. Eines Tages spielte Jenny vor ihrem Mauseloch und rannte ein Stückchen durch den Mäusewald. Sie wollte ihre Freundin Clara besuchen. Aber halt! An Claras Mauseloch sah Jenny etwas ganz Furchtbares. Da hingen vier bunte, dick und fett aufgeblasene Luftballons! Nie im Leben konnte Jenny in dieses Mauseloch gehen! Sie piepste laut und rannte so schnell sie konnte weg, bis sie ganz außer Atem war. Sie setzte sich unter eine Blume und weinte. Da hörte sie von oben eine feine Stimme: »Hey, was ist denn mit dir los?« **Jenny sah, dass oben auf der Blume ein bunter Schmetterling saß.** »Ich habe es gerade noch geschafft, vor den gefährlichen Luftballons wegzurennen«, schluchzte Jenny. »Wieso gefährlich?«, fragte der Schmetterling. »Die sind doch schön bunt, so wie ich.«

Jenny sagte: **»Ich weiß genau, wie gefährlich Luftballons sind.** Als ich ganz klein war, sind einmal ganz viele geknallt, und ich konnte nicht raus, das war schrecklich. Da kam das Angsthäschen, und es hat gesagt, Luftballons sind das Gefährlichste auf der Welt. Die platzen immer. Und das ist so laut und tut so weh, als ob das ganze Ohr platzt.« – »O Mann«, meinte der Schmetterling, »da hat dich das Angsthäschen ja schön reingelegt. **Luftballons sind laut, aber nicht gefährlich. Guck mal!«**

Und der Schmetterling holte unter einem Blatt einen winzigen, bunt schillernden Luftballon hervor. »Nicht weglaufen, Jenny, ich puste ihn nur ein bisschen auf.« Jenny war auf einmal ganz mutig und blieb da. Der Schmetterling pustete ein bisschen und ließ die Luft wieder raus. Es war wirklich nicht gefährlich. Von nun an trafen sie sich jeden Tag. Erst pustete er immer nur einen Luftballon auf, aber dann mehrere nacheinander. Ein paar Tage später pustete Jenny selbst einen auf. Noch ein paar Tage später pikste der Schmetterling einen kaputt, und Jenny pfiff gleichzeitig so laut sie konnte und hielt sich die Ohren zu. Danach hielt sie sich nur noch ein Ohr zu, und dann gar keins mehr. Irgendwann war sie so mutig, dass sie selbst eine Nadel in die Hand nahm. Ihre Pfote zitterte, und ihr war ganz flau im Magen, aber sie traute sich – ein Piks, und der Luftballon machte peng. **»Ich hab einen platzen lassen!«,** rief Jenny und hüpfte zu Claras Haus. Da hingen immer noch die vier Luftballons am Mauseloch, aber die sahen schon ganz schön schlabberig aus. »Clara, komm raus!«, rief Jenny. »Komm, wir lassen sie platzen.« Clara kam aus dem Mauseloch, und beide nahmen eine Nadel. Clara pikste in den schlabberigen roten – es machte plopp. Jenny piekste in den schlabberigen gelben, es machte leise peng. »Wow, du traust dich ja echt!«, staunte Clara.

Und dann zählten sie »eins – zwei – drei«, und sie piksten gleichzeitig: Clara in den schlabberigen grünen, Jenny in den schlabberigen blauen – es machte peng-plopp. Und dann holte Clara zwei neue rote, und sie pusteten sie zusammen auf. Dann zählten sie wieder »eins – zwei – drei«, und sie piksten noch mal gleichzeitig, und es machte richtig laut peng-peng. Jenny und Clara lachten und rannten durch den Wald und Jenny rief: **»Wenn ich das Angsthäschen noch mal treffe, das kann was erleben!«**

Wie die Maus in der Geschichte machte Janina zu Hause mit ihren Eltern »Luftballonübungen«. Jeden Tag wurde es ein wenig schwieriger. Nach einigen Wochen brachte Janina tatsächlich selbst Luftballons zum Platzen. Kindergeburtstage oder Fußgängerzonen machten ihr nun keine Angst mehr.

Trauen Sie sich, eine Geschichte zu erfinden, die zu dem Problem Ihres Kindes passt. Zuerst erzählen Sie von der Angst-Situation – die von einem Tier, das Ihr Kind mag, erlebt wird. Das Tier begegnet einem Helfer wie dem Schmetterling, der ihm zeigt: »Das ist nicht gefährlich!« Er hilft ihm, Schritt für Schritt seine Angst zu überwinden. Genau so können Sie dann Ihr Kind an die Situation gewöhnen. Manchmal ist die Panik aber zu groß. Besonders wenn Ihr Kind ein wirklich traumatisches Erlebnis durchgemacht hat, brauchen Sie möglicherweise fachliche Unterstützung.

DAS WICHTIGSTE AUF EINEN BLICK

Alle Kinder haben Ängste, und das ist gut so. Angst sorgt dafür, dass ein Kind Gefahren meidet und Schutz bei den Eltern sucht. Wenn ein Kind aber durch die Angst an angenehmen oder wichtigen Aktivitäten gehindert wird oder ohne echte Bedrohung in Panik gerät, hat es zu viel davon. Dann braucht es Hilfe.

Was wirkt:

Bei Trennungsangst und Schüchternheit
- akzeptieren, dass dies bei jüngeren Kindern völlig normal ist
- das Kind immer wieder mit den ungefährlichen Situationen zusammenbringen, vor denen es Angst hat

Bei Angst vor dem Kindergarten
- eine Geschichte erzählen
- selbst loslassen
- ein Abschiedsritual

Bei Angst vor der Schule
- Gefühle des Kindes ernst nehmen
- Rollenspiele anbieten
- bei »Bauchschmerzen« fest bleiben

Bei Angstfantasien
- Vorstellungskraft des Kindes nutzen
- die Angstfantasie aktiv verändern

Bei Phobien
- eine Geschichte erzählen
- das Kind allmählich an die Situation gewöhnen, vor der es Angst hat

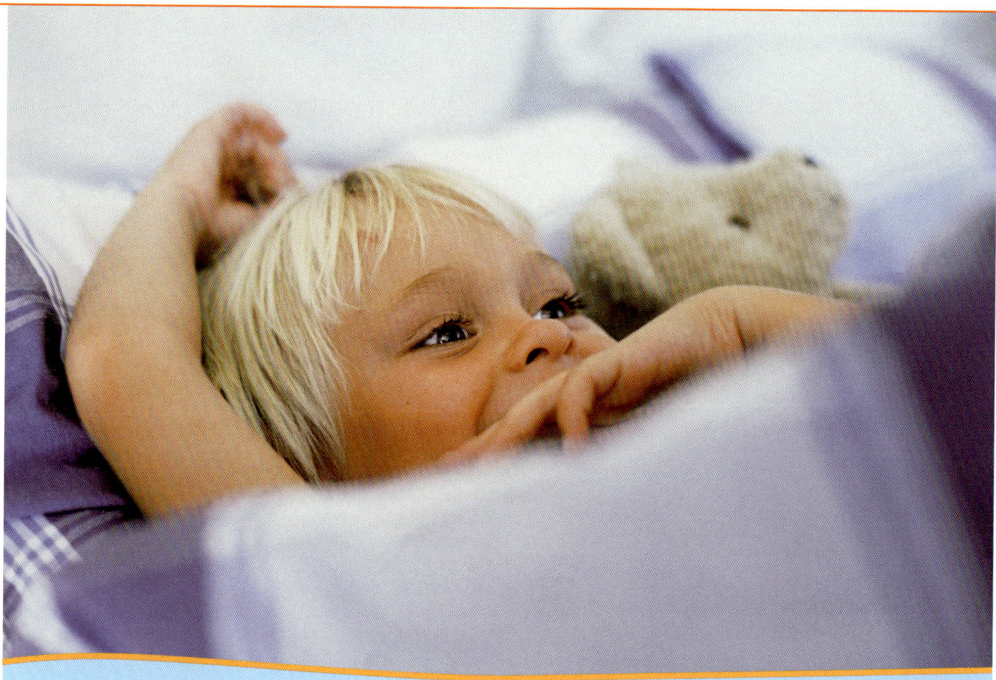

Krisen meistern beim **Schlafen, Essen** und **Sauberwerden**

»Mein Körper gehört mir!«

SCHLAFEN, ESSEN UND WIEDER AUSSCHEIDEN – das tut jeder Mensch, von seinem ersten bis zu seinem letzten Lebenstag. Wenn er es nicht mehr kann, hört er auf zu leben. Schlafen, essen und wieder ausscheiden – das ist so selbstverständlich wie ein- und ausatmen. Ist es nicht erstaunlich, dass in einer Familie überhaupt Stress und Krisen dadurch entstehen können? Es sind doch angeborene Fähigkeiten, kann da überhaupt etwas schief gehen?

Es kann. Eltern, die sich jede Nacht mehrmals um ihr weinendes Kind kümmern, sind müde und erschöpft, manche sind sogar völlig verzweifelt. Eine Mutter, die mit Liebe gekocht hat, ist heftig frustriert, wenn ihr Kind dann am Tisch das Gesicht verzieht und nicht mal probieren mag. Eltern, deren vierjähriges Kind sich für sein »großes Geschäft« immer noch eine Windel geben lässt, machen sich ernsthafte Sorgen, wie es weitergehen soll. Natürlich können alle Kinder schlafen, essen und ausscheiden. Wir Eltern haben aber bestimmte Vorstellungen davon, wann, wo und wie das jeweils passieren soll. Das wollen wir unseren Kindern beibringen. Es ist ein wichtiger Teil der Erziehung – und es hat auch etwas mit unseren eigenen Bedürfnissen zu tun. Wir wollen auch mal schlafen, wir wollen selbst in Ruhe essen und das Essen genießen, und wir haben irgendwann buchstäblich die Nase voll von den Ausscheidungen unserer Kinder. Beim Schlafen, Essen und Sauberwerden dürfen wir aber nicht vergessen: Wir Eltern können nur die Rahmenbedingungen beeinflussen. Wir können entscheiden, wann wir unser Kind ins Bett legen, und wann wir es wecken und wie lange wir bei ihm bleiben. Wir können festlegen, welche Speisen wir wann auf den Tisch stellen. Wir können unser Kind auf die Toilette schicken und ihm keine Windel mehr geben. Aber mit unserem Grenzen-Setzen stoßen wir bei diesen »körperlichen« Bereichen an Grenzen. Die dürfen wir nicht überschreiten.

Letztlich **bestimmt** Ihr Kind allein, wann es **schläft, isst** und **ausscheidet.** Es ist sein **Körper**!

»Ich will nicht ins Bett!«

Schlafen lernen

BRAUCHT IHR KIND regelmäßig länger als 30 Minuten zum Einschlafen? Ist es nachts mehrmals in der Woche längere Zeit wach? Wird es nachts einmal oder mehrmals wach und weint? Kommt es nachts in Ihr Bett, obwohl Sie gar nicht glücklich darüber sind? Schreit es innerhalb der ersten zwei bis drei Stunden nach dem Einschlafen ganz plötzlich auf und lässt sich nicht mehr beruhigen? Schlafwandelt Ihr Kind? Leidet es unter Albträumen?

Haben Sie eine oder mehrere Fragen mit »ja« beantwortet? Dann hat Ihr Kind ein Schlafproblem. Schlafstörungen kommen im Baby- und Kleinkindalter sehr oft vor. 20 bis 25 Prozent der Kinder unter zwei Jahren sind davon betroffen. Mit zunehmendem Alter werden Schlafstörungen zwar allmählich seltener, sie gehören aber immer noch zu den häufigsten und am stärksten belastenden Verhaltensproblemen. Einen weiterführenden Buchtipp finden Sie auf Seite 156. In dem Buch können Sie in aller Ausführlichkeit nachlesen, was Sie hier in Kurzform erfahren.

Um mit den Schlafproblemen Ihres Kindes gut umzugehen, sollten Sie einiges über den kindlichen Schlaf wissen.

⇢ Über den kindlichen Schlaf

Ein Neugeborenes kennt noch keinen Unterschied zwischen Tag und Nacht. Sein Schlafmuster, das vom Gehirn gesteuert wird, ist noch nicht ausgereift. Es trinkt und schläft tagsüber und nachts gleich viel. Nachts wird es noch mehrmals wach, weil es Hunger hat. Sonst wäre es kaum möglich, in so kurzer Zeit das eigene Gewicht zu verdoppeln. Allmählich werden die Wachphasen am Tag länger, der Schlaf verlagert sich mehr und mehr auf die Nacht. Schon ab etwa sechs Monaten läuft der Schlaf ähnlich ab wie beim Erwachsenen. Nun braucht das Kind nachts nichts mehr zu trinken. Es ist jetzt »reif« für eine Nachtruhe von etwa zehn bis elf Stunden. Dazu kommen die Tagesschläfchen: Bis zum Alter von einem bis eineinhalb Jahren sind es in der Regel noch zwei am Tag. Danach wechselt das Kind auf einen Mittagsschlaf, den es sich im dritten oder vierten, manchmal auch schon im zweiten Lebensjahr endgültig abgewöhnt. Wie viel Schlaf ein Kind braucht, hängt von seiner Veranlagung ab. Die Unterschiede machen sich vor allem bei der Dauer der Tagesschläfchen bemerkbar.

Schlafen, aufwachen, weiterschlafen

Es gibt zwei unterschiedliche Schlaf-Arten: den Tiefschlaf und den Traumschlaf. Im Tiefschlaf ist das Gehirn auf »Ruhe« gestellt, im Traumschlaf ist es dagegen sehr aktiv. Nach dem Einschlafen fällt das Kind zunächst in einen mehrstündigen Tiefschlaf. Während dieser ersten Stunden schlafen die meisten Kinder so fest, dass sie schwer zu wecken sind. Danach wechseln sich Tiefschlaf und Traumschlaf mehrmals ab, etwa fünf- bis sechsmal pro Nacht. Dazwischen, meist nach einer Traumphase, wacht jedes Kind kurz auf und überprüft, ob alles in Ordnung ist.

Kein Kind schläft also wirklich durch. Jedes Kind wird nachts mehrmals wach. Das ist ganz normal. Es kommt nun aber darauf an, ob das Kind nach dem Wachwerden ohne die Hilfe seiner Eltern wieder einschlafen kann oder nicht. Wenn es das kann, ist alles in bester Ordnung. Die Eltern merken gar nicht, dass ihr Kind wach war. Sie erzählen stolz: »Unser Kind schläft schon durch!« Aber eigentlich müssten sie sagen: »Unser Kind kann nachts schon allein wieder einschlafen.«

Wenn ein Kind dagegen nach jedem normalen Aufwachen weint oder ruft oder aus dem Bett kommt, kann das zu einer großen Belastung für alle Beteiligten werden. Es kann dann eben nicht allein wieder einschlafen, sondern braucht dafür die Hilfe der Eltern. Hier spielen die Einschlaf-Gewohnheiten des Kindes die entscheidende Rolle.

Wenn ein Kind abends vor dem Einschlafen oder nachts **lange** wach ist und auch mit der Hilfe der Eltern nicht einschlafen kann, hat das einen anderen Grund: Wahrscheinlich wird es nicht zur richtigen Zeit ins Bett gebracht.

Entstehung und Behandlung von Schlafproblemen

Warum brauchen manche Kinder abends so lange zum Einschlafen? Warum bleiben einige regelmäßig nachts eine Stunde oder noch länger wach?

Ein Kind kann nur schlafen, wenn es wirklich müde ist. Seine »innere Uhr« muss auf »Schlafen« gestellt sein, wenn es ins Bett gelegt wird. Ist das nicht der Fall, kann das Kind einfach nicht einschlafen – egal, was die Eltern mit ihm anstellen. Wenn es fast jeden Tag lange wach im Bett liegt, wird sich seine Ablehnung gegen das Bett und das Schlafen weiter steigern. Da geht es Ihrem Kind nicht anders als Ihnen selbst – oder finden Sie es angenehm, sich abends oder nachts schlaflos im Bett zu wälzen? Unregelmäßige Bett-Zeiten und zu lange Bett-Zeiten sind häufige Ursachen für Schlafstörungen.

WAS WIRKT

Bett-Zeit = Schlaf-Zeit

Eltern können kaum beeinflussen, ob ihr Kind viel oder wenig schläft. Sie können ihm aber einen regelmäßigen Rhythmus anbieten, der seinem Schlafbedürfnis entspricht. Feste Zeiten beim Schlafengehen und beim Aufstehen sind hilfreich. Wecken am Morgen oder nach dem Mittagsschlaf ist durchaus erlaubt, wenn sich ein regelmäßiger Rhythmus nicht von selbst einspielt. **Achten Sie darauf, dass Ihr Kind nicht länger in seinem Bett liegt, als es tatsächlich schläft. Die Regel lautet: Bett-Zeit = Schlaf-Zeit.** Sollte Ihr Kind abends oder nachts ein bis zwei Stunden wach in seinem Bett verbringen, streichen Sie diese ein bis zwei Stunden von seiner Bett-Zeit: Legen Sie es später hin oder wecken Sie es früher, oder beides. Manchmal hilft es auch, den Mittagsschlaf wegzulassen oder zu kürzen. Auf diese Weise lernt Ihr Kind, dass sein Bett zum Schlafen da ist. Sie brauchen etwas Geduld: Bis sich der neue Rhythmus eingespielt hat, vergehen ein bis zwei Wochen.

Eine Frage der Gewohnheit

Jedes Kind wird nachts mehrmals wach. Dabei überprüft es: Ist alles so, wie es beim Einschlafen war? Wenn es gewohnt ist, tagsüber und abends wach in sein Bett gelegt zu werden und allein in den Schlaf zu finden, kann es gut allein wieder einschlafen. Ist aber nachts etwas anders als abends, fühlt es sich für das Kind nicht »richtig« an. Es wird wach und weint, bis alles wieder so wird, wie es beim Einschlafen war. Schläft es mit Schnuller ein, braucht es ihn nachts nach jedem Aufwachen. Bekommt es abends die Flasche, will es sie auch nachts, meist sogar mehrmals. Schläft es abends im Elternbett ein, will es auch nachts zurück dorthin. Woher soll es auch wissen, dass es genauso gut ohne diese Hilfen weiterschlafen könnte? Es macht ja jede Nacht die Erfahrung: »Wenn ich weine oder rufe, kommen meine Eltern und geben mir, was für mich zum Einschlafen gehört.« Schnuller, Flasche, Elternbett – all diese Einschlaf-Gewohnheiten hindern das Kind daran, das Allein-Einschlafen in der Nacht ganz normal zu finden.

WAS WIRKT

Abendritual

Gute Schlaf-Zeiten und ein schönes Abendritual sind die wichtigsten Voraussetzungen für ungestörten Schlaf. Es hilft Ihrem Kind, wenn jeder Abend etwa gleich abläuft. Bevor das Kind in sein Bett gebracht wird, können sich Mutter oder Vater noch einige Minuten Zeit nehmen, um den Tag mit dem Kind harmonisch ausklingen zu lassen. Ein Abendritual kann aus einem gemeinsamen Spiel, einer Gutenachtgeschichte, einem Lied oder einem Gebet bestehen. Die liebevolle Zuwendung erleichtert dem Kind die nächtliche Trennung von den Eltern – und umgekehrt. Nach dem Gutenachtkuss ist dann aber Schluss. Die Eltern verlassen das Zimmer. Wenn das Kind allein in seinem Bett einschläft, kann es auch nachts allein wieder in den Schlaf finden.

Vorgehen nach Plan

Weint Ihr Kind, wenn Sie es tagsüber oder abends allein in sein Bett legen? Oder wird es nachts mehrmals wach und weint, obwohl es einen festen und sinnvollen Schlafrhythmus hat? Dann muss es das Allein-Einschlafen erst noch lernen. Damit die Umgewöhnung für Eltern und Kind leichter wird, empfiehlt sich ein Vorgehen nach Plan. Voraussetzung ist, dass Ihr Kind mindestens sechs Monate alt und gesund ist. Als Erstes werden die gewohnten Einschlaf-Hilfen zeitlich vom Ins-Bett-Bringen getrennt. Achten Sie darauf, dass Ihr Kind nicht beim Trinken aus der Flasche oder auf Ihrem Arm einschläft. Nach einem schönen Abendritual legen Sie es wach in sein Bett und verlassen das Zimmer. Wenn Ihr Kind weint, gehen Sie nach einem vorher von Ihnen festgelegten Zeitplan alle paar Minuten zu ihm, um es zu trösten. Die Wartezeit kann bei einer Minute beginnen und langsam gesteigert werden, sollte aber nie länger als zehn Minuten sein. Sie bleiben kurz bei Ihrem Kind, reden ruhig und liebevoll mit ihm, geben ihm aber nicht die gewohnten Einschlaf-Hilfen und nehmen es nicht aus dem Bett. Nach ein, zwei Minuten verlassen Sie das Zimmer, egal ob es sich beruhigt hat oder nicht. Dies tun Sie immer wieder, bis es allein ohne Ihre Hilfe eingeschlafen ist. Wenn Sie konsequent tagsüber, abends und nachts so vorgehen, wird Ihr Kind innerhalb weniger Tage, in Ausnahmefällen innerhalb weniger Wochen, allein einschlafen und durchschlafen.

Nächtliches Fläschchen

Ab sechs Monaten brauchen Kinder nachts eigentlich nichts mehr zu trinken. Wenn Ihr Kind mit zwei Jahren nachts noch ein oder mehrere Fläschchen bekommt, ist das eine ungünstige Einschlaf-Gewohnheit – oder »gelernter Hunger«: Das Kind hat sich daran gewöhnt, nachts statt tagsüber einen Teil seiner Mahlzeiten einzunehmen.

»Besuch« im Elternbett

Wenn ein Kind hartnäckig ins Elternbett kommt, obwohl Sie mehrfach gesagt haben, dass Sie das nicht gut finden, hat es eine Einschlaf-Gewohnheit, die sehr weit verbreitet ist. Eine »Schlafstörung« ist das aber erst, wenn sich mindestens einer in der Familie erheblich gestört fühlt. Nur dann gibt es einen Grund, etwas zu verändern.

Nachtschreck

Während der ersten ein bis vier Stunden nach dem Einschlafen kommt es bei jedem Kind zu einem unvollständigen Auftauchen aus dem Tiefschlaf. Normalerweise bemerken die Eltern das gar nicht: Das Kind bewegt sich ein wenig und sinkt gleich wieder zurück in den Tiefschlaf. Aber einige Kinder bleiben länger in diesem offenbar verwirrenden Zustand stecken. Das kann sich durch auffälliges Verhalten bemerkbar machen: Sprechen im Schlaf, Nachtschreck oder Schlafwandeln. Wenn Ihr Kind etwa eine Stunde nach dem Einschlafen plötzlich aufschreit und sich kaum beruhigen lässt, hat das nichts mit Schlafgewohnheiten zu tun. Der Fachausdruck dafür lautet »Pavor Nocturnus« oder Nachtschreck. Bei Kindern unter sechs Jahren wird der Nachtschreck in der Regel nicht durch eine psychische Belastung verursacht. Eher handelt es sich um eine verzögerte Reifung des Schlafmusters. Die Veranlagung dazu wird vererbt.

Der Nachtschreck kommt ohne Vorankündigung. Das Kind schreit plötzlich heftig auf. Es sitzt im Bett oder steht auf, wirft sich herum oder schlägt um sich. Meist ist es kaum ansprechbar, lässt sich nicht beruhigen und wehrt sich gegen Körperkontakt. Es scheint die Eltern kaum wahrzunehmen und erscheint »wie von Sinnen«. Manchmal redet es etwas Kurzes, kaum Verständliches. So eine Nachtschreck-Attacke dauert von wenigen Minuten bis zu einer halben Stunde. Danach schläft das Kind schnell wieder ein, als ob nichts gewesen wäre. Am nächsten Tag kann es sich an nichts erinnern.

Schlafwandelnde Kinder verlassen ihr Bett und »geistern« durch die Wohnung. Zwar fehlen das laute Schreien und die heftigen Bewegungen, aber es

WAS WIRKT

Bei nächtlichem Hunger/Durst: Trinkmenge reduzieren

Ihr Kind braucht die Flasche nicht wirklich, sondern ist nur daran gewöhnt. Geben Sie ihm abends zum Einschlafen keine Flasche mehr, und nachts auch nicht. Wenn es weint, handeln Sie wie beim Vorgehen nach Plan (Seite 135).

Eine sanftere Möglichkeit ist die allmähliche Reduzierung der Trinkmenge. Wenn das Kind weint, bekommt es die Flasche, Sie geben aber jeden Tag etwa 10 ml weniger in jede nächtliche Flasche. Wenn es weint, wenn die Flasche leer ist, können Sie nun nach dem Plan vorgehen. So können Sie sicher sein, dass es nicht um Durst oder Hunger geht, sondern allein um die Gewohnheit.

Bei »Besuch« im Elternbett: die Tür-auf-Tür-zu-Methode

Ältere Kinder stehen nicht selten nachts auf und landen im Elternbett. Wenn so alle gut schlafen können, ist das in Ordnung. Fühlen Sie sich aber beeinträchtigt, sollten Sie klare Grenzen setzen. Eine Möglichkeit: das Kind konsequent jedes Mal wieder in sein Bett bringen. Eine äußerst wirksame Alternative: die »Tür-auf-Tür-zu-Methode«. Sie ist verwandt mit der Auszeit. Die Spielregel lautet: »Bleib in deinem Bett, dann bleibt deine Tür auf. Bleibst du nicht in deinem Bett, mache ich die Tür zu.« Steht das Kind aus seinem Bett auf, wird es zurückgebracht. Dann verlassen Sie sofort das Zimmer, schließen die Tür und bleiben davor stehen. Alle ein bis zwei Minuten öffnen Sie die Tür und gehen wieder nach der Spielregel vor – bis das Kind endgültig in seinem Bett bleibt und die Tür aufbleiben kann.

Bei Schlafwandeln und Nachtschreck: für Sicherheit sorgen

Kinder, die schlafwandeln, brauchen eine sichere Umgebung. Schließen Sie Fenster und Haustür ab. Wecken Sie Ihr Kind nicht, beobachten Sie es nur. Versuchen Sie es sanft mit Streicheln oder Körperkontakt zu beruhigen, aber lassen Sie es in Ruhe, wenn es sich wehrt. Fragen Sie es am nächsten Tag nicht aus. Sorgen Sie für einen regelmäßigen Rhythmus mit genügend Schlaf. Seien Sie zuversichtlich, dass sich das Problem mit der Zeit von selbst löst. Fragen Sie Kinderarzt oder Kindertherapeuten um Rat, wenn Ihr Kind älter als sechs Jahre ist und immer noch oder zunehmend häufig Nachtschreck-Attacken hat.

ist verwandt mit dem Nachtschreck. Auch schlafwandelnde Kinder sind kaum ansprechbar – und können sich am nächsten Tag an nichts erinnern.

Angst vor dem Einschlafen

Selbst das mutigste und lebhafteste Kind wird manchmal kleinlaut und ängstlich, wenn es dunkel wird und es allein in sein Bett gehen soll. Viele Kinder wehren sich dagegen, dass die Eltern das Zimmer verlassen. Bei manchen ist es einfach ein Machtkampf, bei dem das Kind noch zusätzliche Zuwendung von den Eltern erreichen will. In diesen Fällen ist es sinnvoll, fest zu bleiben und auf der Einhaltung des gewohnten Abendrituals zu bestehen.

Manche Kinder haben aber wirklich Angst vor der Trennung oder der Dunkelheit oder vor ihren eigenen Fantasiebildern, zum Beispiel vor Hexen, Monstern oder Gespenstern. Sie merken an der Körpersprache Ihres Kindes, ob es ihm nicht gut geht oder ob es nur Aufmerksamkeit haben will. Wenn Ihr Kind wirklich Angst hat, braucht es Ihre Hilfe. Zum Thema Angstfantasien finden Sie weitere Tipps ab Seite 123.

Wirkliche **Angst** oder Suche nach **Aufmerksamkeit**? Gar nicht so leicht, beides zu **unterscheiden**

Albträume

Albträume kommen bei Kindern zwischen drei und sechs Jahren besonders häufig vor. Sie spiegeln die Konflikte und Erlebnisse des Tages wider. Kinder können in dem Alter Fantasie und Wirklichkeit noch nicht so gut unterscheiden. Gefahren können sie zwar schon erkennen, aber nicht immer richtig bewerten und erst recht nicht gut allein bewältigen. Das macht es verständlich, dass sie besonders leicht zu ängstigen sind, auch im Traum. Schlimme Träume treten während des so genannten »REM-Schlafs« (rapid eye movements = schnelle Augenbewegungen) auf, und zwar meist in der zweiten Nachthälfte. Anders als beim Nachtschreck sucht ein Kind nach seinem Albtraum Trost und Körperkontakt bei den Eltern. Beides sollten sie ihm geben. Anders als beim Nachtschreck kann es sich an einen Traum erinnern.

Zur Vorbeugung gegen Albträume gibt es einen wirksamen Trick. Fragen Sie Ihr Kind: »Was möchtest du heute träumen?« Malen Sie sich das gemeinsam aus. Das lockt die guten Träume an!

WAS WIRKT

Bei Angst vor dem Einschlafen: Sicherheit geben

Viele Kinder haben Angst vor Dunkelheit. Bringen Sie ein Nachtlicht an, oder lassen Sie durch einen offenen Türspalt einen Lichtschein ins Zimmer.

Wenn Ihr Kind Angst hat, ist Ihre eigene Souveränität besonders wichtig. Weniger sinnvoll: über Monster oder Gespenster diskutieren oder Möbel verrücken, als Beweis, dass es keine Monster oder Gespenster gibt. Sie helfen Ihrem Kind mehr, wenn Sie es fest in den Arm nehmen und ihm versichern: »Ich bin da. Ich habe dich lieb. Ich beschütze dich. Du kannst dich auf mich verlassen.«

Nach einem belastenden Erlebnis oder während einer akuten Erkrankung Ihres Kindes können Sie das Abendritual ausnahmsweise einmal ändern und das Kind zu sich ins Bett holen – aber wirklich nur ausnahmsweise!

Wenn Ihr Kind über längere Zeit ungewöhnlich heftige, panikartige Reaktionen zeigt mit Anklammern und Schreien, steckt wahrscheinlich ein anderes Problem dahinter. Versuchen Sie, die Ursache herauszufinden und Ihrem Kind zu helfen. Suchen Sie eventuell fachlichen Rat.

Einige Kinder sind generell besonders ängstlich. Für sie ist es vielleicht wirklich zu schwer, allein in einem Zimmer zu schlafen. Hier kann es helfen, eine Matratze oder ein Bett zusätzlich ins Elternschlafzimmer zu stellen oder Geschwisterkinder zusammen in einem Raum schlafen zu lassen.

Bei Albträumen: trösten und verarbeiten helfen

Kleine Kinder kann man am besten trösten, indem man sie fest in den Arm nimmt und ihnen versichert: »Ich bin da. Es ist alles gut.« Wenn Ihr Kind möchte, kann es Ihnen auch seinen Traum erzählen. Drängen Sie es aber nie dazu.

Wenn Ihr Kind fast jede Nacht Albträume hat, stecken Ängste oder ein ungelöstes Problem dahinter. Es ist wichtig, die Ursache herauszufinden. Wenn Ihnen das nicht selbst gelingen sollte, suchen Sie sich fachliche Unterstützung.

Ähnlich wie bei Angstfantasien kann auch bei Albträumen die Vorstellungskraft genutzt werden. Erfinden Sie mit Ihrem Kind zusammen ein gutes Ende des bösen Traums. Oder lassen Sie Ihr Kind ein Bild malen, in dem es mit der Hilfe eines ausgedachten Verbündeten das besiegt, was ihm im Traum Angst macht.

»Ich mag das nicht!«

Richtig essen

SIND SIE DER MEINUNG, dass Ihr Kind zu wenig isst? Oder das Falsche? Oder zu viel? Finden Sie es zu dick oder zu dünn? Sind für Sie die Mahlzeiten mit Kind »Stress-Zeiten«? Wünschen Sie sich mehr Frieden und Harmonie am Familientisch? Wenn ja, gehören Sie zu den zahlreichen Eltern, die sich Sorgen um das Essverhalten ihrer Kinder machen. In den meisten Fällen lässt sich mit wenig Aufwand eine Lösung finden. Dem Kind alles geben, was es braucht, aber nicht alles, was es will – dieser Erziehungsgrundsatz ist vielleicht bei keinem anderen Thema so leicht umzusetzen wie beim Essen. Voraussetzung ist allerdings, dass Sie sich von den nun folgenden Argumenten überzeugen lassen.

Kinder wissen, was sie brauchen

Kinder haben die angeborene Fähigkeit, genau das zu essen, was sie brauchen, und zwar genau in der richtigen Menge. Ein Beweis dafür ist ein Experiment, das die Ärztin Clara Davis schon 1928 mit drei Waisenkindern durchgeführt hat. Die sieben bis neun Monate alten Jungen durften sich bei jeder Mahlzeit von einem Tablett mit zehn verschiedenen rohen oder gekochten Speisen selbst bedienen. Nach sechs Monaten waren alle drei gut gediehen und in bester gesundheitlicher Verfassung. Die »Diät«, die sie sich selbst zusammengestellt hatten, war sogar nach heutigen ernährungswissenschaftlichen Erkenntnissen optimal. Sie hatten alle drei das Richtige gewählt – in der richtigen Menge.

Kleine Kinder sind noch nicht »verdorben« durch Schönheitsideale, Werbung, Prestige und gesellschaftliche Zwänge. Sie können ihre Nahrungsaufnahme besser regeln als wir Erwachsenen! Wir sollten von ihnen lernen, statt so zu tun, als wüssten wir es besser. Das Nahrungsangebot muss allerdings stimmen. Die Waisenkinder von Clara Davis hatten unter anderem Fleisch, Eier, Gemüse und Obst auf dem Tablett, aber keinen Zucker und wenig Fettes. Es kommt also darauf an, ob das Richtige auf dem Tisch steht. Kleine Kinder können sich noch nicht um die Beschaffung und Zubereitung von Lebensmitteln kümmern. Das ist auch gut so. Würden wir das den Kindern überlassen, gäbe es vielleicht nur Pfannkuchen, Pommes und Süßigkeiten.

Wer entscheidet was?

Wir Eltern wissen besser, welche Lebensmittel Kinder in rauen Mengen essen dürfen und welche wir lieber nur begrenzt anbieten. Wir wissen auch besser, welches Benehmen beim Essen angemessen ist und welches nicht. Das alles ist unser Job: Lebensmittel einkaufen, zubereiten, Mahlzeiten festlegen, das Essen auf den Tisch stellen, die Kinder rufen und auf ihr Benehmen am Tisch achten. Kommen müssen sie. Benehmen sollten sie sich auch. Aber essen müssen sie nicht. Sie können uns einfach Gesellschaft leisten. Sie können nach zwei Löffeln aufhören. Sie dürfen das Gemüse liegen lassen. Die nächste Mahlzeit kommt bestimmt. Und wenn sich der Hunger schon vorher bemerkbar macht? Dann muss eben gewartet werden. Bei drei Mahlzeiten und zwei Zwischenmahlzeiten am Tag wird das nie besonders lange sein.

Sie als Eltern wissen am besten, was auf den Tisch kommt. Sie entscheiden, zu welchen Zeiten die Mahlzeiten stattfinden. Sie legen die Regeln für das Verhalten am Tisch fest. Lassen Sie nicht zu, dass Ihr Kind sich einmischt.

Ihr Kind weiß am besten, was und wie viel es von Ihrem Angebot braucht. Das darf es allein entscheiden. Es ist seine Sache. Mischen Sie sich nicht ein.

Diese Regel habe ich mir nicht einfach ausgedacht. Der Verband der amerikanischen Kinderärzte empfiehlt sie in seinem 1999 herausgegebenen offiziellen Ernährungsratgeber direkt auf der ersten Seite. Sie gilt für jedes Alter, vom Baby bis zum Schulkind.

Essen ohne Stress

Wenn Sie diese Aufteilung zwischen Eltern und Kind beherzigen, kann es eigentlich keinen Stress und keine Krisen mehr bei den Mahlzeiten geben. Und Ihr Kind kann weder zu dick noch zu dünn werden – vorausgesetzt, es ist gesund. Eltern sind aber nur schwer davon zu überzeugen, dass das wirklich funktioniert. »Dann würde mein Kind nur noch Nutellabrote essen.« – »Mein Kind würde ja überhaupt kein Gemüse essen.« – »Dann würde mein Kind gar nichts essen.« – »Dann würde mein Kind gar nicht aufhören zu essen.« – Solche Einwände höre ich regelmäßig.

Was passiert, wenn Eltern sich in den Aufgabenbereich des Kindes einmischen? Oder wenn das Kind sich in den Bereich der Eltern einmischt? Auch wenn es Ihnen schwer fällt, das zu glauben: Etwas Gutes kann nicht dabei herauskommen. Es gibt keine bessere Möglichkeit als die links beschriebene Verteilung der Aufgaben.

Lassen Sie Ihr Kind entscheiden, was es von Ihrem Angebot isst

Viele Eltern sind überzeugt, ihr Kind ernähre sich zu einseitig. Bei einer eigenen Umfrage, an der 300 Eltern bei den Vorsorgeuntersuchungen in einer Kinderarztpraxis teilnahmen, waren knapp 20 Prozent der Eltern mit Kindern im Alter von vier bis fünf Jahren dieser Meinung. Viele von ihnen versuchen, ihre Kinder zu ihrem »Glück« zu zwingen, indem sie Druck ausüben. Sie verstehen überhaupt nicht, dass ihr Kind sich weigert, etwas Neues zu probieren. Dabei ist das ein ganz normales Verhalten bei Kindern zwischen zwei und sechs. Viele Eltern meinen aber, sie müssten Obst und Gemüse, Fleisch oder Fisch in ihr Kind »hineinbekommen«, notfalls gegen seinen Willen: Das Kind muss so lange sitzen bleiben, bis es aufgegessen hat, oder es bekommt keinen Nachtisch, oder es wird sogar »zwangsgefüttert«: Der Löffel wird mit Gewalt hineingestopft. Auf diese Weise kann man niemandem etwas schmackhaft machen. Es funktioniert einfach nicht. Im Gegenteil: Je mehr Druck Sie ausüben, desto heftiger wird Ihr Kind die Speise ablehnen.

Wenn gute und gesunde Speisen bei jeder Mahlzeit auf dem Tisch stehen, Sie auch selbst als gutes Vorbild davon essen und sie Ihrem Kind immer wieder anbieten, haben Sie genug getan. Was es nicht will, braucht es nicht. Auch sehr mäkelige Kinder kommen auf den Anteil an Vitaminen und wertvollen Nährstoffen, den sie wirklich brauchen. Es ist oft viel weniger, als die Eltern denken. Ihre Aufgabe ist es, genug davon anzubieten. Das reicht.

Lassen Sie Ihr Kind entscheiden, wie viel es isst

In der links erwähnten Umfrage waren 20 Prozent der Eltern der Meinung »Mein Kind isst zu wenig«. Nur 3 Prozent waren der Meinung »Mein Kind isst zu viel«.

Viele von den 20 Prozent werden immer wieder versuchen, Druck auszuüben und ihr Kind zum Essen zu zwingen, weil sie sich Sorgen um ihr »zu dünnes« Kind machen. Aber sie irren sich. Ein gesundes Kind kann gar nicht zu dünn sein, wenn ihm genug Essen angeboten wird. Fast immer zeigt der Blick auf die Wachstumskurve im Vorsorgeheft, dass alles in bester Ordnung ist. Auch Kinder, die mit ihrem Gewicht am unteren Rand oder sogar noch darunter liegen, haben kein Problem, solange die Kurve gleichmäßig und stetig verläuft. Ein Knick oder eine auffällige Abweichung deuten dagegen meist auf eine Erkrankung hin, die gefunden oder behandelt werden muss.

Wenn Eltern mit Essen hinter ihrem Kind herlaufen, Spielzeug, Fernseher oder andere Tricks zur Ablenkung einsetzen oder einfach »zwangsfüttern«, hat das Folgen: Sie verleiden ihrem Kind das Essen, sorgen für Stress bei den Mahlzeiten und zetteln einen Machtkampf an, wo er nichts zu suchen hat. Wenn Ihr Kind gesund ist, isst es auch gesund. Egal, wie dünn es ist.

»Zu viel« kann Ihr Kind nur essen, wenn Sie ihm das Falsche anbieten: Fettes und Süßes zu oft und in zu großen Mengen. Ihrem Kind dagegen von allem kleine Portionen vorzuschreiben, nach dem Motto »Mehr gibt es nicht. Du bist sowieso schon du zu dick« – das kann nicht funktionieren. Ihr Kind würde sich verletzt fühlen und pausenlos ans Essen denken. Achten Sie besser darauf, dass es sich viel bewegt. Und stellen Sie das Richtige auf den Tisch: Begrenzen Sie Fettes und Süßes. Bei allen anderen Speisen entscheidet Ihr Kind, wie viel es essen möchte.

Entscheiden Sie, was auf den Tisch kommt

Der Einwand »Mein Kind würde nur Nutellabrote essen«, zählt nicht. Denn Sie entscheiden ja, was auf dem Tisch kommt. Die Nugatcreme kann ruhig ab und zu dort stehen, aber es muss nicht jeden Tag sein und erst recht nicht bei jeder Mahlzeit. Sie brauchen nicht sehr viel über Ernährung zu wissen, um das Richtige auf den Tisch zu stellen. Wenn Sie zwei Grundregeln beachten, können Sie fast nichts falsch machen:

- **Bieten Sie Ihrem Kind alles an, was es gibt.** Je vielfältiger Ihr Angebot ist, desto besser. Mit »vielfältig« ist nichts Exotisches gemeint, sondern das normale Angebot vom Markt und Supermarkt. Vielfalt ist die beste Voraussetzung für eine ausgewogene Ernährung. Auch eine Currywurst oder eine von Farbstoff strotzende Süßigkeit kann ab und zu im Angebot sein. Verbote wecken nur Gelüste. Wenn Sie auf lange Sicht nichts verbieten, müssen Sie sich nicht rechtfertigen und haben bei der Zusammenstellung Ihrer Mahlzeiten umso mehr Spielraum.
- **Bieten Sie Ihrem Kind möglichst viele Kohlenhydrate und nicht zu viel Fett an.** Zu viel essen bedeutet fast immer zu viel Fett essen. Fett versteckt sich in Wurst, Käse oder Fleisch, aber zum Beispiel auch in süßen Quarkspeisen. Fett und fettreiche Speisen sollten Sie portionieren und nicht unbegrenzt anbieten. Der wichtigste Bestandteil unserer Ernährung sind die Kohlenhydrate. Unsere Grundnahrungsmittel Kartoffeln, Reis, Nudeln und Getreideprodukte, also auch

Brot, bestehen vorwiegend daraus. Diese Speisen brauchen Sie nicht zu begrenzen. Dasselbe gilt für Obst und Gemüse. Auch sie sind reich an Kohlenhydraten und enthalten zudem viel Wasser. Auch davon kann Ihr Kind so viel essen, wie es mag.

Ein Sonderfall ist Zucker. Er besteht zwar zu 100 Prozent aus Kohlenhydraten, hat aber einige Nachteile: Er verursacht Karies, enthält keine zusätzlichen wertvollen Bestandteile wie Vitamine und Ballaststoffe und wird in Kombination mit viel Fett, etwa in Torte und Schokolade, zum »Dickmacher«.

Über Eiweiß brauchen Sie nicht nachzudenken. Wenn Ihr Kind ab und zu Fleisch isst, bekommt es genug davon. Milchprodukte, Fisch, Eier und Hülsenfrüchte enthalten ebenfalls Eiweiß.

Viele Eltern überlassen es ihren Kindern, was auf den Tisch kommt. Sie kochen nur das, was das Kind verlangt, zum Beispiel abwechselnd Pommes und Pfannkuchen. Sie stellen jeden Tag morgens und abends das berühmte Nutellaglas auf den Tisch. Obwohl sie ständig ihre Unzufriedenheit zeigen und dem Kind vorhalten, dass es »nichts Gesundes« isst, überlassen sie ihm die Auswahl des Angebots. So entsteht garantiert Stress bei den Mahlzeiten. Das Argument »Wenn ich entscheide, was auf den Tisch kommt, isst mein Kind ja gar nichts mehr«, zählt nicht. Kein Kind verhungert, wenn es keine Nuss-Nugat-Creme bekommt. Wenn es Wurst und Käse nicht mag, macht das gar nichts. Brot gibt es immer. Daran kann es sich satt essen.

Bestimmen Sie feste Zeiten

Mit drei festen Haupt- und zwei Zwischenmahlzeiten können Sie nichts falsch machen. Regelmäßige Zeiten erleichtern den Tagesablauf. Der große Vorteil bei fünf Mahlzeiten am Tag: Wenn Ihr Kind bei einer Mahlzeit nichts oder fast nichts isst, ist das kein Problem. Sie können freundlich und mit Überzeugung sagen: »Du magst nichts? Das macht gar nichts!« Wenn es eine halbe Stunde später doch Hunger bekommt, können Sie genau so freundlich sagen: »Warte bis zur nächsten Mahlzeit!« Länger als zwei Stunden muss Ihr Kind nie warten. So lernt es, dass das Essen während der Mahlzeiten am Tisch stattfindet und nicht nach Lust und Laune. Ein weiterer großer Vorteil:

Regelmäßigkeit bei den Mahlzeiten ist eine wirksame Vorbeugung gegen Übergewicht

Auf klare Regeln am Tisch achten

Die Regeln am Tisch festzulegen ist Ihre Sache. Durchsetzen können Sie sie nur, wenn Sie sich selbst daran halten.

1. **Gegessen wird am Tisch.** Die Voraussetzung für gutes Benehmen am Tisch ist, sich hinzusetzen und bei der Mahlzeit sitzen zu bleiben. Im besten Fall gilt das auch für Süßigkeiten. Sie können Bestandteil der Mahlzeiten sein, zum Beispiel als kleiner Nachtisch. Das Gummibärchen oder den Schokoriegel zwischendurch sollte es nur ausnahmsweise geben.
   Oft höre ich das Argument: »Mein Kind bleibt aber nicht am Tisch sitzen!« Ist es eine gute Konsequenz, dann mit dem Essen hinter ihm herzulaufen? Mein Vorschlag: Geben Sie Ihrem Kind eine Wahlmöglichkeit. Etwa so: »Möchtest du noch weiter essen? Dann bleib auf deinem Platz sitzen. Sonst räume ich jetzt deinen Teller weg. Du hast die Wahl.«
   Wenn Ihr Kind bei Tisch massiv stört, etwa durch Schreien oder Quengeln, kann auch eine Auszeit angebracht sein. Danach bekommt das Kind eine neue Chance. Klappt es wieder nicht, wird die Mahlzeit beendet.
2. **Reden ist gut, Animation ist überflüssig.** Die gemeinsamen Mahlzeiten sind entscheidend fürs soziale Lernen in der Familie. Man trifft sich und erzählt sich vom Tag. Das gehört unbedingt dazu. Oft ist der Esstisch Mittelpunkt der Wohnung. Fernsehen, Spielzeug und Bücher haben dort nichts zu suchen. Essenszeit ist Redezeit, aber nicht Spielzeit. Jede Art zusätzlicher Animation dient meist dazu, Essen in das Kind »hineinzubekommen« – eine weitere Art, Druck auszuüben. Ihr Kind wird das schnell durchschauen und den Spieß umdrehen: »Ich esse nur, wenn du den Fernseher anmachst!«
3. **Ablehnen von Speisen ist erlaubt, aber bitte freundlich!** »Bäh, wie eklig!« – »Das sieht ja widerlich aus!« – »Wie das schon riecht!« – Kennen Sie solche »Komplimente« von Ihrem Kind, nachdem Sie mit Liebe und Mühe gekocht haben? Das ist verletzend, und Sie sollten es nicht akzeptieren. Ihr Kind muss Ihr Essen nicht mögen, aber das kann es auch höflich sagen, etwa so: »Mama, ich mag einfach keine Zucchini. Kann ich sie liegen lassen und nur den Reis essen?« Vielleicht fällt ihm das nicht leicht. Dann machen Sie es vor und üben es mit ihm ein. Es bleibt dabei: Essen muss Ihr Kind nicht. Sie bestehen aber darauf, dass es auf eine respektvolle Art und Weise Ihr Essen ablehnt.

Zum Thema Essen finden Sie auf Seite 156 einen Buchtipp.

»Ich muss aber nicht!«

Sauber werden

IN WELCHEM ALTER sollten Kinder tagsüber trocken sein, in welchem Alter nachts? Wie können Eltern das Sauberwerden unterstützen? Was tun, wenn Ihr Kind mit vier Jahren noch nicht trocken ist, nachts noch einnässt oder für sein »großes Geschäft« eine Windel braucht?

Für Machtkämpfe zwischen Eltern und Kind ist dieses Thema ebenso wenig geeignet wie das Thema Essen. Mit Druck und Zwang können Sie nichts in Ihr Kind »hineinbekommen« und erst recht nichts »hinausbekommen«. – »Ich drücke es hoch!«, so hat es meine ältere Tochter formuliert, wenn sie nicht zur Toilette gehen wollte. Vertrauen Sie Ihrem Kind und lassen Sie es die Führung übernehmen. Es ist sein Körper.

Die Fachleute sind sich einig: Eine »Störung« liegt erst vor, wenn das Kind mit fünf Jahren Blase und Darm noch nicht vollständig kontrollieren kann. 20 Prozent der Vierjährigen können das noch nicht perfekt. Die Darmkontrolle klappt bei den meisten Kindern zuerst: Zwei Drittel der Kinder kriegen es bis zum Ende des dritten, die meisten anderen bis zum Ende des vierten Lebensjahres hin. Jedes zehnte fünfjährige Kind macht aber noch hin und wieder sein »großes Geschäft« in die Windel oder die Hose. Trocken werden Kinder etwas später. Mit fünf Jahren sind 90 Prozent so weit, zumindest tagsüber. Nachts machen dagegen 20 Prozent der Vierjährigen, 15 Prozent der Fünfjährigen und 10 Prozent der Siebenjährigen noch ins Bett. Jungen sind fast doppelt so oft betroffen wie Mädchen.

Früher dachte man, es hinge von der Erziehung ab, in welchem Alter Kinder trocken und sauber werden. Der Schweizer Kinderarzt Remo Largo (siehe Buchtipp Seite 156) hat mit einer Studie das Gegenteil bewiesen. Er stellte fest: In den 50er Jahren wurde meist im ersten Lebensjahr mit der Sauberkeitserziehung begonnen. In den 70er Jahren fingen die Eltern im Durchschnitt über ein Jahr später damit an, da sich die Wegwerf-Windeln durchgesetzt hatten. Trotzdem wurden die Kinder zur gleichen Zeit trocken und sauber wie früher. Daran hat sich bis heute nichts geändert. Wann Kinder sauber werden, hat vor allem etwas mit Reifung der entsprechenden Körperfunktionen zu tun. Die ist erst gegen Ende des fünften Lebensjahres abgeschlossen. Reifung kann man durch Erziehung nicht beeinflussen.

Das Sauberwerden begleiten

»Toilettentraining« ist überflüssig. Kinder zu bestimmten Zeiten aufs Klo zu setzen, bis etwas kommt, hat keinen Einfluss darauf, wann sie sauber werden. Sie tun besser daran, Ihr Kind zu beobachten und an seinen Reaktionen zu merken, wann es »reif« für die Toilette ist. Bis dahin können Sie einige Entwicklungsschritte unterscheiden:

1. **Ihr Kind merkt etwas.** Was vorher unbewusst geschah, erweckt jetzt seine Aufmerksamkeit. Vor dem Stuhlgang ist das »besondere« Gefühl meist noch deutlicher als vor dem Entleeren der Blase. Sie können Ihrem Kind ansehen, dass es konzentriert bei der Sache ist.
2. **Ihr Kind erkennt das Gefühl** und macht bewusst in die Windel.
3. **Ihr Kind meldet sich**, sobald die Windel voll ist.
4. **Ihr Kind zeigt vorher Anzeichen:** Es hampelt herum, drückt die Beine aneinander oder Ähnliches.

Alle Entwicklungsschritte begleiten Sie mit Lob und Ermutigung. Wenn Ihr Kind sauber geworden ist, können sie es ruhig belohnen. Beschleunigen wird ein in Aussicht gestelltes Geschenk das Sauberwerden aber nicht.

WAS WIRKT

Unterstützung beim Sauberwerden

- Bringen Sie Ihrem Kind bei, sich selbstständig an- und auszuziehen. Dabei geht nichts über eine Hose mit einfachem Gummizug!
- Seien Sie ein gutes Vorbild. Lassen Sie Ihr Kind miterleben, wie Sie oder die älteren Geschwister auf die Toilette gehen. Auch Stofftiere und Puppen können »lernen«, sauber zu werden – eine spielerische Gewöhnung an die Toilette.
- Lassen Sie die Windel weg, wenn Ihr Kind alle Anzeichen zeigt, dass es »reif« ist. Bieten Sie Topf oder Toilette zur Auswahl. Bei der Toilette kann ein verkleinernder Aufsatz oder in jedem Fall ein Fußschemel hilfreich sein. Beachten Sie, dass viele Kinder nachts viel später trocken werden als tagsüber.
- Kein »großes« Thema daraus machen: Schimpfen, Bestrafung, Druck sind tabu.

Helfen, wenn es nicht klappen will

Das häufigste und hartnäckigste Hindernis vor dem Sauberwerden ist der Schlaf. Die meisten Kinder, die nachts noch ins Bett machen, waren noch nie längere Zeit trocken. Wenn sie tagsüber zuverlässig auf die Toilette gehen, ist eines fast sicher: Hier liegt kein psychisches Problem zugrunde. Die Kinder schlafen einfach besonders fest und werden nicht wach, wenn sie müssen. Psychische Probleme bekommen die Kinder höchstens als Folge davon, dass sie ständig Angst vor dem nassen Bett haben. Das ist auch der Grund, weshalb man etwa ab dem Schulalter etwas unternehmen sollte. Wirklich wirksam ist ein so genannter Weckapparat, den der Kinderarzt verschreiben kann. Dazu gehört eine mit einem Sensor versehene Slipeinlage oder eine präparierte Matte, die auf der Matratze befestigt wird. Beim ersten Tropfen Urin wird vom Sensor Alarm ausgelöst. Das Kind muss dann aufstehen, auf die Toilette gehen und das Gerät wieder für den Einsatz vorbereiten. So lernt es nach und nach, wach zu werden, wenn es noch nicht zu spät ist. Viele Kinder werden anfangs allerdings trotz Wecker nicht wach. Dann sind die Eltern sehr gefordert, weil sie ihr Kind begleiten müssen und dadurch ihre Nachtruhe immer wieder unterbrochen wird.

Wenn Kinder schon mal über Monate trocken waren und dann rückfällig werden, liegt der Fall anders. Häufig kann Einnässen dann mit familiären Krisen, etwa Trennung oder Scheidung der Eltern, in Verbindung gebracht werden. Hier muss versucht werden, die Belastungen für das Kind abzubauen, eventuell mit fachlicher Hilfe.

Wenn Kinder mit vier Jahren oder später tagsüber noch nicht trocken sind, kann das unterschiedliche Ursachen haben. Vor einer psychologischen Behandlung muss immer eine genaue körperliche Untersuchung stattfinden. Bei manchen Kindern zieht sich zum Beispiel die Blase auch dann zusammen, wenn sie gar nicht voll ist. Oft spielt aber erlerntes Verhalten die entscheidende Rolle: Die Kinder halten einfach zu lange ein, weil ihnen der Gang auf die Toilette zu lästig ist. Irgendwann ist es zu spät, und sie schaffen es nicht mehr zum Klo.

Bei einem vierjährigen Kind ist es am besten, darauf möglichst wenig zu reagieren und lediglich darauf zu bestehen, dass das Kind sich anschließend allein umzieht.

Begleiten Sie Ihr Kind mit **Geduld** und ohne Druck beim **Sauberwerden**

Ab fünf Jahren haben sich »Schickpläne« bewährt: Das Kind kann Punkte auf einem Belohnungsplan sammeln, wenn es mehrmals am Tag zur Toilette geht. Ob auch tatsächlich etwas in der Toilette landet, spielt keine Rolle. Fachliche Beratung ist dabei empfehlenswert. Wenn das Kind dann tagsüber trocken ist – und erst dann –, kann das nächtliche Einnässen behandelt werden.

Nicht selten, aber besonders lästig: Ein Kind ist seit langem tagsüber trocken, vielleicht auch nachts. Auch seinen Darm kann es eigentlich kontrollieren. Leider setzt es sich nicht auf die Toilette, sondern lässt sich für sein »großes Geschäft« eine Windel geben oder macht in die Hose – ganz bewusst. Die Toilette scheint ein unüberwindliches Hindernis zu sein. Wenn die Eltern irgendwann genervt Druck ausüben, reagieren die Kinder oft mit Gegendruck: Sie fangen an einzuhalten. Das verursacht Verstopfung und unangenehme Empfindungen oder sogar Schmerzen beim Stuhlgang, was erst recht zum Einhalten führt – ein Teufelskreis.

Daher lautet die wichtigste Regel: Eine Verstopfung durch Einhalten muss unbedingt verhindert werden.

Wenn eine Gewohnheit verändert wird, etwa durch das Weglassen der Windel, ist die Gefahr besonders groß, dass das Kind tagelang bewusst den Stuhlgang unterdrückt. Sie müssen dafür sorgen, dass der Stuhl weich bleibt und das Ausscheiden nicht wehtut. Das sollte ohne Einläufe oder Klistiere geschehen, weil sie für das Kind durch das Manipulieren an der »heiklen Zone« sehr unangenehm sind und weiteres Einhalten zur Folge haben. Sorgen Sie stattdessen für eine ballaststoffreiche Ernährung, und lassen Sie Ihrem Kind vom Kinderarzt Lactulose verschreiben, die völlig unbedenklich ist und wenn nötig in hoher Dosierung gegeben werden kann. Warten Sie nicht zu lange – setzen Sie die Lactulose auch zur Vorbeugung ein! Erfahrungen mit Schmerzen machen es dem Kind schwerer, die Umstellung zu schaffen.

Die Windel gibt vielen Kindern ein sicheres Gefühl. Das Umgewöhnen auf die Toilette ist für sie nicht leicht. Je länger sie schon eine Windel verlangen, desto schwieriger wird es. Stellen Sie sich vor, Sie müssten sich in umgekehrter Richtung umstellen – von der Toilette auf Windeln. Ähnlich fühlt sich wahrscheinlich Ihr Kind. Erkennen Sie an, wie schwierig die Umstellung ist.

In der folgenden Geschichte wird Ihr Kind sich mit seinem Problem wiedererkennen. Es erfährt, wie seine Eltern ab sofort mit diesem Problem umgehen werden. Und es bekommt für sich selbst einen Lösungsweg angeboten.

Paul, Carlo und der »große Plumps«

Es war einmal ein kleiner Mäusejunge, der hieß Paul. Paul wohnte mit seinen Eltern und seinem Mäusebrüderchen in einem gemütlichen Mäusehaus. Paul war schon fünf, er rannte jeden Morgen vergnügt in den Mäusekindergarten. Er konnte wunderschön malen und toll basteln. Beim Puzzeln war er große Klasse. Überhaupt war er ein besonders netter, fröhlicher Mäusejunge.

Einmal kam Pauls bester Freund Carlo zu Besuch, und sie spielten ganz toll zusammen mit ihrem neuen Bauernhof. Auf einmal fing Carlo so komisch an zu hampeln, danach fing er sogar an zu weinen.

»Was ist denn los, Carlo?« fragte Paul. – **»Ich trau mich nicht, es zu sagen!«,** weinte Carlo. – »Mensch Carlo, ich bin doch dein bester Freund«, tröstete Paul. Da flüsterte Carlo ganz leise in Pauls Mäuseohr: »Ich muss Kacka!« Paul musste lachen: »Das macht doch nichts, da vorn steht doch unser Mäuseklo!« Aber Carlo weinte noch mehr. »Bei mir geht das nicht auf einem Mäuseklo. Ich mache das anders. Ich brauche dafür eine Windel, und ich habe keine mit!« Paulchen legte eine Mäusepfote um Carlos Hals und sagte: »Ach du liebe Güte! Das kenne ich! Stell dir vor, bei mir war das ganz genau so! Ich habe es gehasst, aufs Klo zu gehen! Ich dachte immer, das tut weh und dauert lange! Lieber habe ich ganz lange ausgehalten, als mich auf das blöde Klo zu setzen!« – »War das bei dir ehrlich genau so?«, fragte Carlo erstaunt. – **»Na klar! Aber jetzt finde ich es klasse, wenn die Wurst ins Klo plumpst«** – »Wie hast du das geschafft?«, wollte Carlo wissen.

Paulchen überlegte: »Also – früher habe ich immer gewartet, bis ich zu Hause war. Wenn ich musste, habe ich meine Mama gerufen. Die hat mir eine Windel angezogen. Dann habe ich ganz fest gedrückt. Das hat gestunken! Und dann musste Mama mich saubermachen. Die war manchmal sauer! Und ganz oft hat sie mit mir gemeckert, und der Papa auch, und die Oma auch. Aber ich hatte doch echt Angst vor dem blöden Klo! Ich konnte doch auch nichts dafür.

Aber dann hat meine Mama auf einmal gesagt: ›Du kannst das ruhig so machen mit der Windel. Ich werde jetzt nie mehr meckern, und der Papa und die Oma auch nicht. Aber du bist jetzt groß genug. Du brauchst mich nicht mehr dafür. Du machst jetzt alles allein.‹ Ich musste die Windel selbst festhalten beim Kacka. Und ich musste meinen Popo selbst saubermachen. Ganz allein stand ich in der Badewanne! Mama ist rausgegangen! Das war blöd. Dazu hatte ich keine Lust. Immer musste ich mich allein anziehen, das war auch blöd und langweilig. Dabei wollte ich doch eigentlich mal wissen, wie das ist, wenn die Wurst ins Klo plumpst. **Und einmal war ich ganz mutig.** Ich bin heimlich aufs Klo geschlichen, habe die Tür zugemacht und gedrückt. Ich hatte Herzklopfen und ein bisschen Angst – und dann machte es ganz leise plumps! Die Wurst ist ins Klo geplumpst! Es war gar nicht schlimm! Meine Mama kam angerannt – die hat vielleicht gestaunt! Die hat nicht geglaubt, dass ich es noch mal schaffe. Aber ich habe es dann immer so gemacht. Plumps, plumps, plumps. Keine Windel mehr, und mein Mäusepopo bleibt jetzt immer schön sauber. Meine Mama hat mir einen Trecker für meinen Bauernhof gekauft, den ich mir schon lange gewünscht habe, weil sie es auch ganz toll fand. Jetzt ist es ganz leicht mit dem Plumpsenlassen, aber beim ersten Mal war es ganz schön schwer. Dafür brauchte ich ganz viel Mut. Ich weiß ja nicht, ob du sooooo mutig bist!«

Carlo hatte gespannt zugehört. Er war doch auch schon mal ganz mutig gewesen, die lange Rutsche auf dem tollen Spielplatz war er allein runter gerutscht! Plötzlich rannte er zum Mäuseklo und machte die Tür zu. Nach einer Weile hörte Paul ganz deutlich, wie es PLUMPS machte. Carlo kam heraus und war stolz und fröhlich: »Ich kann es auch! Ich kann es auch!« Und Carlo und Paulchen fassten sich an den Händen und tanzten und sangen:

»Plumps plumps plumps,
wir beide machen plumps.
Wir brauchen keine Mäusewindeln
unser Popo bleibt jetzt sauber ...«
(Melodie: »Hopp, hopp, hopp, Pferdchen lauf Galopp«)

Verändern Sie die Mäusegeschichte so, dass sie genau zu Ihrem Kind passt.

Wenn Sie Ihrer kleinen Tochter die Geschichte erzählen, heißen die »Hauptdarstellerinnen« natürlich Paula und Carla und sind Mäusemädchen. Ihr Kind soll erkennen, dass es selbst mit Paul oder Paula gemeint ist.

In der Geschichte hat Paul das Problem schon bewältigt und erklärt seinem Freund Carlo, wie er es geschafft hat. Das macht ihn als Vorbild noch attraktiver: Paul ist nicht das »Problemkind«, sondern der Gewinner, der seinem Freund hilft. Und genau das, was Paul seinem Freund erklärt, setzen Sie gleichzeitig mit Ihrem Kind in die Tat um. Diese Kombination scheint das Erfolgsgeheimnis zu sein.

In der Geschichte wohnt Paul mit seinen Eltern und seinem Brüderchen in einem kleinen Haus. Vielleicht wohnt Ihr Kind mit seiner großen Schwester und seiner Mama in einer Wohnung in der Stadt – also passen Sie Ihre Geschichte entsprechend an. In der Geschichte kann Paul ganz toll Puzzles legen und malen. Was macht Ihr Kind besonders gern oder was kann es besonders gut? Ändern Sie die Textstelle entsprechend. Wann war Ihr Kind schon mal ganz besonders mutig? Ersetzen Sie dadurch Carlos Mut-Erlebnis mit der Rutsche.

Wandeln Sie die Geschichte auch daraufhin ab, ob Ihr Kind in die Hose oder bewusst in die Windel macht: Aus »Ich brauche dafür eine Windel, und ich habe keine mit« wird dann: »Ich mache immer in die Hose, und ich habe keine Ersatzhose dabei.«

Und: Verwenden Sie in der Mäusegeschichte beim Thema Sauberwerden dieselben Wörter, die Sie auch im Alltag gebrauchen. Ein nettes Beispiel aus meiner Praxis: »Ojaja« – als Ausdruck für das große Geschäft!

Es ist wirklich so einfach

Ich habe in meiner Praxis sehr gute Erfahrungen damit gemacht, wenn die Eltern nichts weiter tun, als täglich die Mäusegeschichte vorzulesen und umzusetzen, was in der Geschichte berichtet wird:

Sprechen Sie das Thema nicht mehr an. **Vermeiden** Sie Schimpfen und Bestrafungen. Lassen Sie Ihr Kind das **Saubermachen** übernehmen

Machen Sie sich keine Sorgen, dass Ihr Kind das tägliche Vorlesen der Mäusegeschichte langweilig finden könnte: Kinder lieben Rituale und Wiederholungen.

Die Motivation des Kindes fördern

Einige Kinder reagieren sehr ungehalten, wenn sie plötzlich nicht mehr »wie ein Baby« mit Feuchttüchern auf dem Wickeltisch sauber gemacht werden, sondern allein mit einem Waschlappen in der Badewanne stehen. Das macht aber gar nichts. Je weniger angenehm Ihrem Kind die ganze Angelegenheit ist, desto attraktiver wird das Klo als Alternative. Wenn die Eltern vier bis sechs Wochen lang so vorgegangen sind, gehen bis dahin fast alle Kinder von selbst auf die Toilette. Ist das bei Ihrem Kind nicht der Fall, sollten Sie die Windel nun ganz weglassen und das auch in die Mäusegeschichte einbauen. Wie schon erwähnt, ist es in diesem Fall besonders wichtig, vorbeugend Lactulose zu geben, damit es nicht zu einer Verstopfung durch Einhalten kommt (siehe Seite 149).

Eine Erfolgsgeschichte

Bei manchen Kindern stellt sich der Erfolg überraschend schnell ein. Gerade bekam ich die Erfolgsmeldung vom vierjährigen Ludwig, der es eigentlich schon geschafft hatte, ganz sauber zu werden. Als Folge einer schlimmen Verstopfung war er aber rückfällig geworden und hatte nun schon seit mehreren Monaten täglich die »volle Ladung« in die Hose gemacht, oft auch im Kindergarten. Es gab in der Familie fast kein anderes Thema mehr.

Besonders wenig Verständnis hatte Ludwigs Vater, der das alles ganz peinlich fand, sich furchtbar über dieses Problem aufregte und mit dem Kleinen schimpfte. Es wurde vereinbart, wie oben beschrieben vorzugehen: täglich die Geschichte vorlesen, ansonsten das Thema nicht mehr ansprechen und keinerlei Druck und Zwang ausüben, Ludwig die Verantwortung für das Saubermachen übertragen. Knapp zwei Wochen waren vergangen, seit die Mutter die Geschichte zum ersten Mal vorgelesen hatte. Eine Besserung war noch nicht in Sicht. Da wurde der Vater ungeduldig und fing wieder an, Ludwig Vorhaltungen zu machen. Daraufhin erwiderte der Kleine ganz ruhig: »Papa, du darfst das gar nicht zu mir sagen.«

Der Vater war davon so beeindruckt, dass er sich von da ab wieder konsequent an die Vereinbarung hielt. Einige Tage später ging Ludwig ganz von selbst auf die Toilette. Noch ein paar Tage später wagte er es auch im Kindergarten. Seitdem klappt es.

DAS WICHTIGSTE AUF EINEN BLICK

Schlafen, essen und ausscheiden – hier geht es um körperliche Bedürfnisse des Kindes. Ob und wie viel ein Kind schläft, isst und ausscheidet, bestimmt es letztlich ganz allein. Es ist sein Körper. Das müssen die Eltern akzeptieren. Sie können ihr Kind aber unterstützen und für günstige Rahmenbedingungen sorgen.

Was wirkt:

Beim Schlafen

- dem Kind feste Zeiten anbieten, die seinem Schlafbedürfnis entsprechen
- Das Kind sollte nicht mehr Zeit im Bett verbringen, als es tatsächlich schläft: Bettzeit = Schlafzeit
- mit dem Kind gemeinsam ein schönes Abendritual durchführen
- das Kind mit Hilfe eines Zeitplans daran gewöhnen, allein ohne die Hilfe der Eltern in seinem Bett einzuschlafen
- nächtliche Mahlzeiten schrittweise abgewöhnen
- mit der »Tür-auf-Tür-zu-Methode« dafür sorgen, dass das Kind in seinem Bett bleibt
- bei Schlafwandeln und Nachtschreck für die Sicherheit des Kindes sorgen
- bei Ängsten und Albträumen für das Kind da sein

Beim Essen

- entscheiden, wann und was gegessen wird und welche Regeln am Tisch gelten
- das Kind entscheiden lassen, ob und wie viel es essen möchte

Beim Sauberwerden

- die Windel erst weglassen, wenn das Kind alle Anzeichen zeigt, dass es »reif« für die Toilette ist
- geduldig bleiben. Schimpfen, Bestrafungen und Druck vermeiden. Es ist normal, dass einige Kinder erst im Laufe des fünften Lebensjahrs endgültig sauber werden
- bei hartnäckigem nächtlichen Einnässen: nach Absprache mit dem Kinderarzt einen Weckapparat einsetzen
- bei hartnäckigen Problemen mit der Darmkontrolle: eine therapeutische Geschichte erzählen

Zum Nachschlagen

Quellennachweis

S. 59: Remo H. Largo (1993): *Verhaltens- und Entwicklungsauffälligkeiten: Störungen oder Normvarianten?* Monatsschrift für Kinderheilkunde, 141, 698–703

S. 59: Harald Wurmser, Mechthild Papoušek (2004): *Zahlen und Fakten zu früh-kindlichen Regulationsstörungen: Datenbasis der Münchner Spezialambulanz.* Aus: Papoušek, Schieche, Wurmser (Hrsg.): Regulationsstörungen der frühen Kindheit. Kap. 3, S. 49–76. Huber

S. 62: Franz Resch (1996): *Entwicklungspsychopathologie der frühen Kindheit im interdisziplinären Spannungsfeld.* Aus: Regulationsstörungen der frühen Kindheit. Huber

S. 65: Russel A. Barkley (2002): *Das große ADHS-Handbuch für Eltern.* Huber

S. 65: Johanna Krause/Klaus-Henning Krause (2003): *ADHS im Erwachsenenalter.* Schattauer

S. 66: Judith R. Harris (2000): *Ist Erziehung sinnlos?* Rowohlt

S. 72: Mechthild Papoušek/Nikolaus v. Hofacker: *Klammern, Trotzen, Toben – Verhaltensregulation des späten Säuglingsalters und Kleinkindalters.* Aus: Regulationsstörungen der frühen Kindheit, S. 209–233. Huber

S. 94 f.: Russel A. Barkley (2000): *Taking charge for ADHD.* The Guilford Press

S. 99: Döpfner, Schürmann, Fröhlich (2002): *Therapieprogramm für Kinder mit hyperkinetischem und oppositionellem Problemverhalten THOP.* Beltz

S. 115: A. J. Fyer (1993): *Heritability of social anxiety: A brief review.* The Journal of Clinical Psychiatry, 54, 10–12

S. 140: M. Story et al. (1987): *Do young children instinctively know what to eat? The studies of Clara Davis revisited.* The New England Journal of Medicine Vol. 316, 103–106

S. 141: Guide to your child's nutrition. *The official, complete home reference.* American Academy of Pediatrics, 1999, Villard

S. 146: Alexander Gontard/Gerd v. Lehmkuhl (2002): *Enuresis. Leitfaden Kinder- und Jugendpsychotherapie,* Hogrefe

S. 146: Remo H. Largo (2000): *Babyjahre.* Piper

Bücher, die weiterhelfen

Weitere Bücher der Autorin

Kast-Zahn, Annette/Morgenroth, Hartmut, *Jedes Kind kann schlafen lernen,* Verlag Oberstebrink

Kast-Zahn, Annette, *Jedes Kind kann Regeln lernen,* Verlag Oberstebrink

Kast-Zahn, Annette/Morgenroth, Hartmut, *Jedes Kind kann richtig essen,* Verlag Oberstebrink

Bücher anderer Autoren

Barkley, R. A., *Das große ADS-Handbuch für Eltern,* Huber

Brett, D.: *Ein Zauberring für Anna. Therapeutische Geschichten für Kinder von 3–8 Jahren.* Iskopress

Diekmann, A.; Ungerer, T.: *Das große Liederbuch,* Diogenes

Eines meiner Lieblings-Liederbücher, eine unübertroffene und genial illustrierte Fundgrube

Dinkmeyer, D., Mc Kay, G. D. & Dinkmeyer, J. S.: *STEP- Das Elternbuch. Die ersten 6 Jahre,* Beltz

Gordon, Th.: *Familienkonferenz,* Heyne

Honkanen-Schoberth, P., *Starke Kinder brauchen starke Eltern. Der Elternkurs des Deutschen Kinderschutzbundes,* Urania

Küspert, P./Schneider, W., *Hören, lauschen, lernen. Sprachspiele für Kinder im Vorschulalter.* Vandenhoeck und Ruprecht

In diesem Arbeitsheft geht es um das Erkennen und Unterscheiden von Lauten, also das richtige Hören. Es konnte nachgewiesen werden, dass Kinder, die damit regelmäßig spielerisch gelernt haben, besser lesen und schreiben lernten. Eigentlich ist es für die Durchführung in der Kindergartengruppe gedacht, aber Sie können die Übungen auch zu Hause mit Ihrem Kind machen.

Largo, R. H., *Kinderjahre. Die Individualität des Kindes als Herausforderung,* Piper

Stamer-Brandt, P./Murphy-Witt, M., *Das Erziehungs-ABC: von Angst bis Zorn;* GRÄFE UND UNZER

Spiele

Sehr nette Alternativen zu Memory sind z. B. »*Quaaki*«, »*Zicke Zacke Hühnerkacke*« und »*Nanu?*«, alle von Ravensburger

Weitere Empfehlungen für Spiele, die einfach Spaß machen und viele Fähigkeiten fördern:

»*Uno*« (Mattel) und
»*Halli Galli*« (Amigo-Spiele)

Adressen, die weiterhelfen

Berlin
Arbeitskreis Neue Erziehung e. V.
Boppstraße 10,
10967 Berlin, www.ane.de;
www.aktiv-fuer-kinder.de
Allgemeine Informationen rund um die Erziehung

München
Bundesarbeitsgemeinschaft
Elterninitiativen (BAGE) e. V.
Einsteinstraße 111,
81675 München
www.bage.de

Fürth
Bundeskonferenz für Erziehungsberatung e. V.
Herrnstraße 53,
90763 Fürth
www.bke.de/ratsuchende.htm
Adressen der Erziehungsberatungsstellen bundesweit

Wien
Elternwerkstatt. Verein im Dienst von Kindern, Eltern, PädagogInnen
Altmannsdorferstraße 172/31/2,
1230 Wien
www.elternwerkstatt.at
Informationen und Angebote rund um Familie und Erziehung

Bundesministerium für soziale Sicherheit und Generationen Abteilung V/2
Franz-Josefs-Kai 51,
1010 Wien
www.eltern-bildung.at
Informationen und Angebote zu Erziehungsfragen

Zürich
Elternnotruf Zürich
Weinbergstraße 135,
8006 Zürich
Telefon 01/2 61 88 66
Fax 01/2 61 89 03
E-Mail: 24h@elternnotruf.ch
Rund um die Uhr telefonische Beratung, etwa wenn Eltern die Entwicklung ihres Kindes Sorgen macht oder sie sich als Eltern überfordert fühlen.

Internet-Links

www.eltern.de
Aktuelle Informationen zu zahlreichen Familienthemen

www.familienhandbuch.de
Rat und Hilfe in allen Erziehungsfragen

www.adhs.ch
Hervorragende Internetseite mit ständig aktualisierten Informationen über ADS

Register

L

M

N

O/P

R

S

T

U

V

W

Z

Über die Autorin

Annette Kast-Zahn, geboren 1956, ist Diplom-Psychologin und Verhaltens-Therapeutin. Sie arbeitete zunächst in einem Heim für verhaltensauffällige Kinder sowie in einer kinderpsychologischen Praxis. Seit 1991 ist sie in eigener Praxis in Ratingen als Therapeutin von Eltern und Kindern tätig. Dort berät sie Eltern bei »ganz normalen« Alltagsproblemen, aber auch bei Krisen mit »schwierigen« Kindern. Daneben hält die dreifache Mutter auch viele Vorträge und Fortbildungsveranstaltungen zu diesem Thema. Frau Kast-Zahn ist eine der renommiertesten und erfolgreichsten Autorinnen der letzten Jahre im Bereich Erziehungsratgeber.

Impressum

Programmleitung: Ulrich Ehrlenspiel
Redaktion: Reinhard Brendli
Lektorat: Barbara Kohl
Bildredaktion: Henrike Schechter

Fotos: Corbis: S. 5, 7, 8, 10, 12, 32, 34, 46, 82, 110, 130; Gettyimages: S. 48; Kast-Zahn: hintere Umschlagseite; Look: vordere Umschlagseite
Illustrationen: independent Medien-Design, Ngoc Le-Tümmers (S. 71: Elke Irnstetter)

Layout und Umschlaggestaltung: independent Medien-Design (Ngoc Le-Tümmers)
Herstellung: Markus Plötz
Satz: Filmsatz Schröter, München
Lithos: Repro Ludwig, Zell am See
Druck: Appl, Wemding

ISBN (10) 3-7742-7211-5
ISBN (13) 978-3-7742-7211-8

Auflage 5. 4. 3. 2. 1.
Jahr 2010 2009 2008 2007 2006

Umwelthinweis
Dieses Buch wurde auf chlorfrei gebleichtem Papier gedruckt. Um Rohstoffe zu sparen, haben wir auf Folienverpackung verzichtet.

Wichtiger Hinweis
Die Ratschläge in diesem Buch stellen die Meinung beziehungsweise Erfahrung der Verfasserin dar. Sie wurden von der Autorin nach bestem Wissen erstellt und mit größtmöglicher Sorgfalt geprüft. Dennoch können nur Sie selbst entscheiden, ob die hier geäußerten Vorschläge und Ansichten auf Ihre eigene Lebenssituation übertragbar und für Sie beziehungsweise Ihr Kind passend und hilfreich sind. Keinesfalls bieten diese jedoch Ersatz für eine kompetente medizinische oder therapeutische Beratung.
Weder Autorin noch Verlag können für eventuelle Nachteile oder Schäden, die aus den im Buch gegebenen praktischen Hinweisen resultieren, eine Haftung übernehmen.

Ihr
GRÄFE UND UNZER VERLAG
Redaktion
Partnerschaft & Familie
Postfach 860325
81630 München
Fax: 089/41981-113
E-Mail:
leserservice@graefe-und-unzer.de

GRÄFE UND UNZER

Ein Unternehmen der
GANSKE VERLAGSGRUPPE